问止中医系列（养生口袋书系列）

养肾抗老50法则

先天之本，青春之源；固护肾气，健康绵延

（美）林大栋　著

全国百佳图书出版单位

中国中医药出版社

·北京·

图书在版编目（CIP）数据

养肾抗老50法则 /（美）林大栋著. --北京：中国
中医药出版社，2025.9. --（问止中医系列）.
ISBN 978-7-5132-9641-0

Ⅰ. R256.5

中国国家版本馆CIP数据核字第2025RE4912号

中国中医药出版社出版

北京经济技术开发区科创十三街 31 号院二区 8 号楼
邮政编码　100176
传真　010-64405721
廊坊市佳艺印务有限公司印刷
各地新华书店经销

开本 880×1230　1/32　印张 8.75　字数 161 千字
2025 年 9 月第 1 版　2025 年 9 月第 1 次印刷
书号　ISBN 978-7-5132-9641-0

定价　49.00 元
网址　www.cptcm.com

服 务 热 线　010-64405510
购 书 热 线　010-89535836
维 权 打 假　010-64405753

微信服务号　zgzyycbs
微商城网址　https://kdt.im/LIdUGr
官 方 微 博　http://e.weibo.com/cptcm
天猫旗舰店网址　https://zgzyycbs.tmall.com

如有印装质量问题请与本社出版部联系（010-64405510）

固护肾气
是一辈子的事

中医里的"肾气"这个概念，有时候会让人觉得有点神秘，虽然中医也常说人"肾气虚"，但其实这是一个非常重要且和日常保养息息相关的概念，这也是中医养生和健康、防老化的核心概念之一。本书就是用一个轻松、有趣的方式，带你走进"肾气"的世界，了解这个和我们每天健康息息相关的东西。

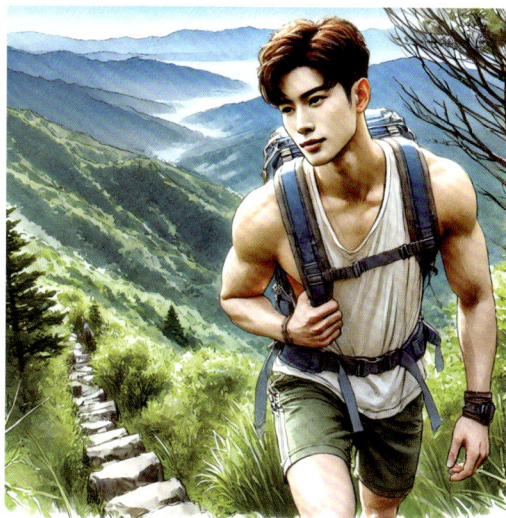

前言

①

先来说说什么是"肾气"

肾气到底是什么？简单来说，肾气就是一种生理功能的表现，也是维持肾脏和全身功能运作的基础。肾气的功能涵盖人体的生长、发育、繁衍以及生命活动的基本动力，是一种涵盖肾的能量和功能（肾阳）和肾的物质基础（肾阴）的协同作用的力量。中医认为，肾气是人体的"原动力"，掌管着人体的生长、发育、生殖功能，甚至还关系到我们的骨骼健康和脑力。

《黄帝内经》的《素问·上古天真论篇第一》中就分别说明了男生和女生在不同年龄层次中的肾气盛衰在身体上的表现。从出生开始，我们的肾气就开始运作了，它提供了生命最基本的力量。你可以把肾气想象成我们身体的"电池"，它支持我们的各种活动，无论是生长、学习、工作，还是保持健康和抵御疾病，都需要依赖这股能量。所以，肾气强，我们的精力、活力就旺盛；反之，肾气虚弱，人就容易感到疲倦、腰酸背痛、思维迟钝。本书对于《黄帝内经》的这部分会在附录中有详细说明，供大家参考。

中医常说，肾是"先天之本"，意思就是说，肾气是我们与生俱来的能量库。你可以想象一下，肾气就像是你每天都在消耗的"精气储蓄"，如果你花得太快，那么身体的能量很快就会枯竭。如果你保养得好，这个"能量库"会长期支撑你，让你充满活力，青春常驻。

②
肾气的作用：它究竟掌管了什么

　　肾气的作用可不仅仅是让你感觉有劲，它还有许多其他重要的功能，简直是多功能"超人"，我们分别说明肾气的作用如下：

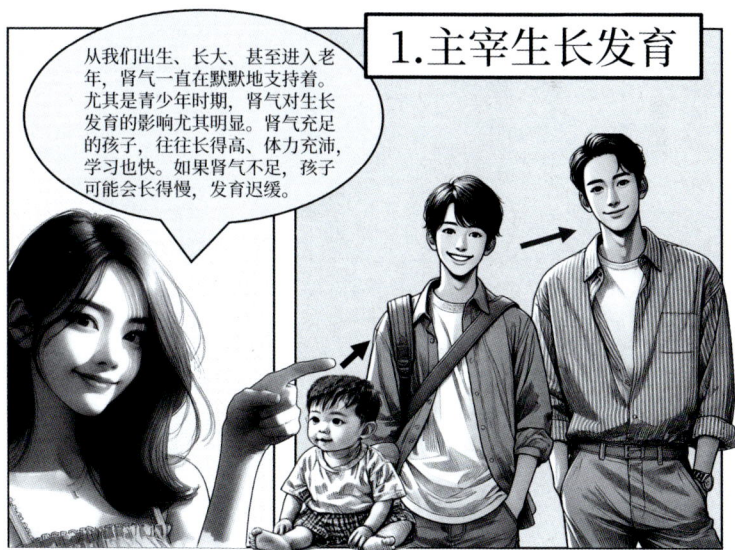

2.掌管生殖功能

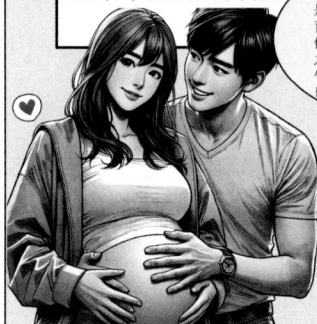

肾气还与生殖有密切的关系。无论是男性还是女性，肾气强的人，生育能力通常会比较好。这也就是为什么很多中医建议夫妻在准备怀孕之前要先"养肾"，保持充足的肾气，才能更容易怀孕，并且让孩子也能拥有充足的先天之气。

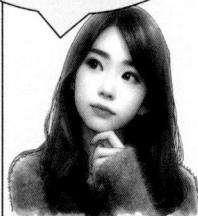

肾气充足，骨骼就会更强壮。中医有句话说"肾主骨"，这意思是说：肾气影响着骨骼的强度。你有没有发现，有些人年纪大了，骨质疏松、容易骨折，其实这跟肾气有关系。

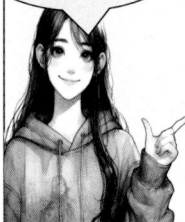

3.维持骨骼健康

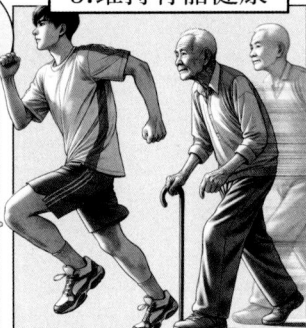

4.掌管大脑与记忆

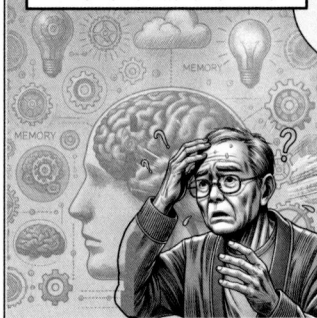

中医里还有个有趣的说法，"脑为髓之海"，而肾气则和髓有关系。肾气不足的人，往往会发现自己记忆力变差，思维变迟钝，这就是因为肾气无法支持大脑的正常运作。

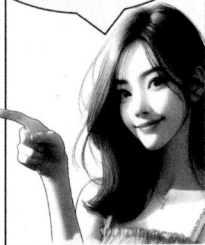

③

肾气虚：当肾气不足会发生什么

　　既然肾气这么重要，那么当它不足的时候，我们的身体会发生什么呢？其实，肾气不足是很常见的情况，尤其是现代生活中，工作压力大、作息不规律、饮食不健康等，都是消耗肾气的大敌。肾气不足会表现出很多不同的症状，以下是几个常见的肾气虚症状：

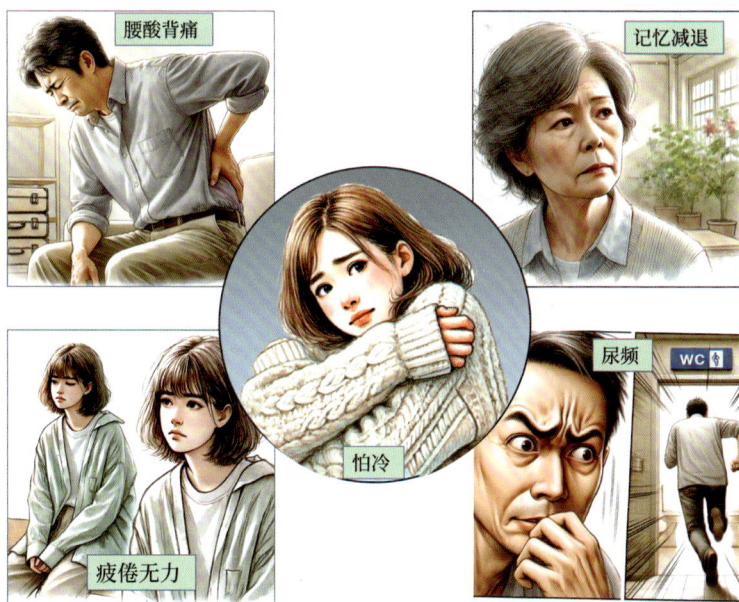

1. 腰酸背痛

这是肾气虚的典型表现。你会发现自己的腰部和背部经常隐隐作痛，尤其是工作一天后，这种感觉会特别明显。中医认为，"腰为肾之府"，当肾气不足，腰部最先感受到压力，因而出现酸痛感。

2. 疲倦无力

肾气虚弱的人，总是觉得疲倦，甚至即使睡了很多觉也还是很累。这是因为肾气不足，身体无法提供足够的能量来支持日常活动。

3. 记忆力衰退

刚才提到过，肾气影响大脑的健康。如果肾气不足，你会发现自己很容易忘记东西，甚至注意力无法集中，这些都是肾气虚弱的表现。

4. 频繁尿急或夜尿增多

肾气还掌管我们的膀胱功能，肾气不足的时候，很多人会出现尿频、夜尿增多的现象，这些也是肾气虚的表现。

5. 怕冷

肾气不足的人，通常手脚容易冰冷，这是因为肾气不足无法生成足够的阳气来温暖身体。

④

如何保养肾气

　　既然肾气这么重要，那我们应该怎么保护好它呢？

　　本书会对这件关于养生的大事，提出 50 个中医建议，希望大家在日常生活中能够随时固护我们的肾气，要知道肾气就像一个人有限的银行存款一样，年轻时慢慢存够了之后，在后面的岁月中就只能不断提款了。所以前面要存

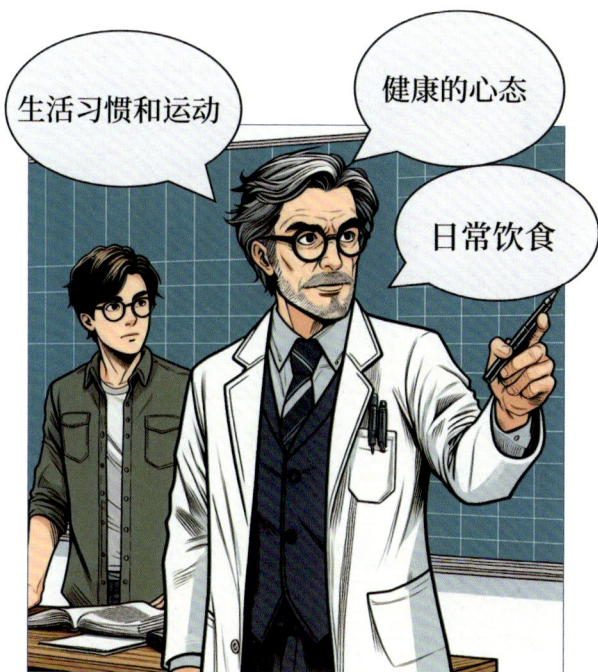

得够，后面要提得慢！而这 50 个重要的养生原则，就是笔者在多年来从事中医工作中的体会，我分成三篇和大家说明，第一篇重在强调保持良好的生活习惯和运动，第二篇重在讲述如何维持健康的心态，第三篇重在分析如何调整日常饮食至合理状态。

笔者常说：固护肾气是一辈子的事！而这件大事最好能够在年轻的时候就有所体认，且努力奉行，但无论读者是在哪个年龄层，这些养生的原则都可以起到重要的指导作用，让我们能够老化得更慢！本书并没有办法教大家长生不老，只能够教大家老得慢、老得健康、老得自在、老得愉快！

肾气对于我们的健康至关重要，它就像是我们的"能量库"，支撑着我们的日常生活和长期健康。现代人的生活方式容易让肾气受到损耗，但只要我们能够养成良好的生活习惯，保持适当的饮食、作息、运动，并且学会适度节制，我们就能很好地保护这个"能量库"，让自己充满活力、健康长寿。

最后，肾气的养护是一个长期的过程，它不是立竿见影的事情，但只要我们每天都多花一点心思去照顾它，它就会回馈我们一个更加健康、充满活力的身体。

目　录

<u>　　　　　　　　　　　　　　　　　　　　</u>

第一篇
合理作息　科学运动

011

第二篇
调摄七情　息息归元

第三篇
营养均衡　长养肾气

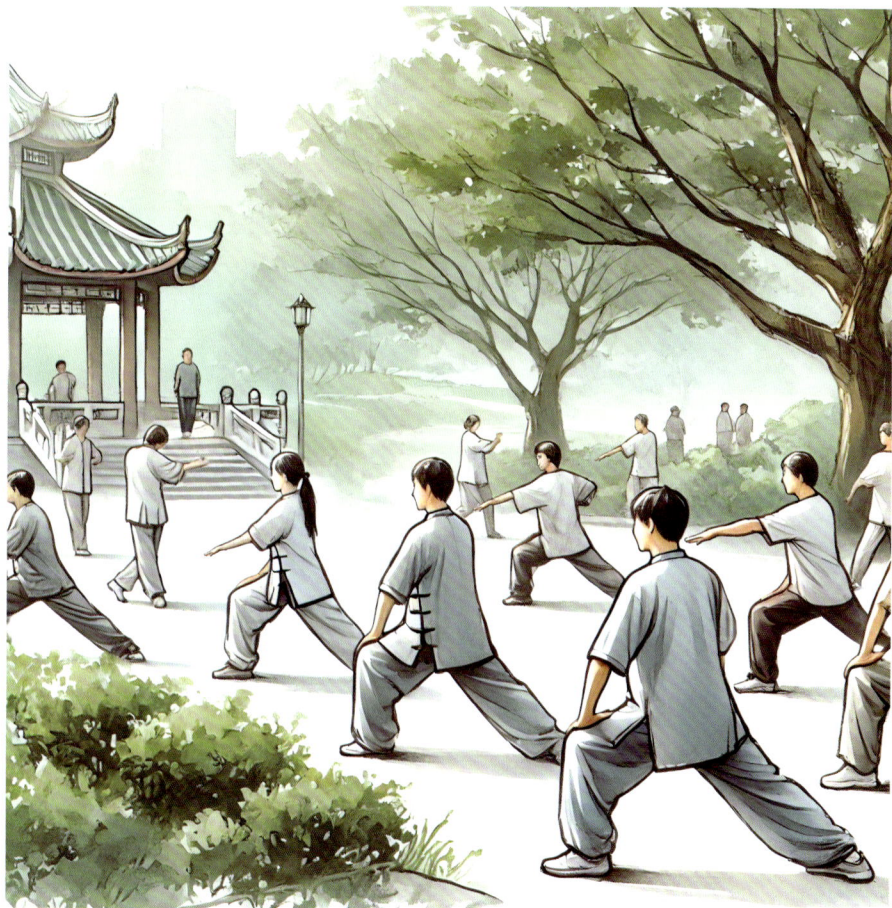

第一篇

合理作息　科学运动

① 早睡早起好肾气，
晚睡肾气要补很久哦

希波克拉底（Hippocrates，公元前460—前370年），被称为"西方医学之父"，他主张健康的作息对于保持身体的平衡至关重要。他认为，人应当根据日出日落调整作息，以保持身体与自然同步，这样才能保持健康和活力。

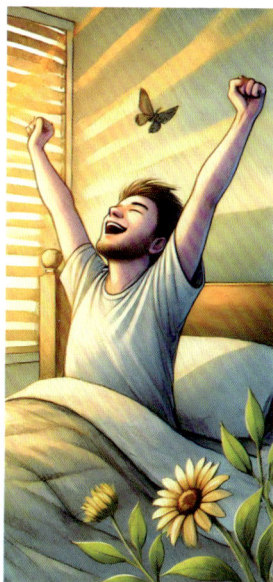

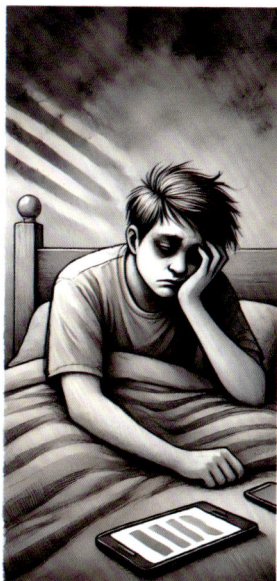

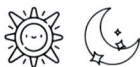

你有没有注意过，每天早上起床的时候，如果昨晚早点睡了，起床时整个人会特别轻松、精神饱满，甚至心情都特别好？反过来，如果昨晚熬夜追剧、玩手机到很晚，那么隔天醒来，你的身体就会特别疲惫，哪怕睡了八小时，还是觉得浑身无力，腰也酸、头也疼。这种感觉，其实就是你的"肾气"在告诉你它累了，需要休息和恢复！

在中医的世界里，肾脏就像一个充电宝，里面储存着你的精气和能量。这个能量不仅用来让你每天活力四射，还负责让你从疲劳中恢复过来，甚至在长期来看，它还关系着你是不是老得慢。肾气如果充足，身体自然健康，精神头儿足，但如果你一直在"透支"肾气，那这个充电宝很快就会电量告急，想要再把它充满，就要花更多时间和精力，甚至还会出现一些小问题，比如掉头发、皮肤变差、注意力不集中，等等。

根据中医学理论，肾脏是人体的"先天之本"，负责储存和调节人体的精气，这些精气与人体的生长发育、衰老过程及免疫力有密切的关系。肾气是指肾脏功能的表现，当肾气充足时，人体的生理活动就会保持正常，反之则会引起一系列的病理现象。因此，维持肾气的充盈和健康对于个体的健康状况至关重要。

根据《黄帝内经》等中医经典著作，人体的生理节律与自然界的规律密切相关。人应当顺应天地之道，遵循

"天人合一"的原则，调整作息时间以保持身体健康。早睡早起是符合自然规律的作息方式，与人体的阴阳转化密切相关。具体来说，肾气在人体的阴阳平衡中扮演着极其重要的角色，肾脏被视为"主水藏精"，它负责调节人体内的阴阳平衡和精气的储存，而这一切都与个体的睡眠习惯有很大的关联。

中医认为，夜晚是阴气充盛的时候，对应人体的脏腑活动，应当是人体自我修复和气血调养的时间。特别是在晚上 11 点至凌晨 1 点的"子时"，是人体阳气开始升发的

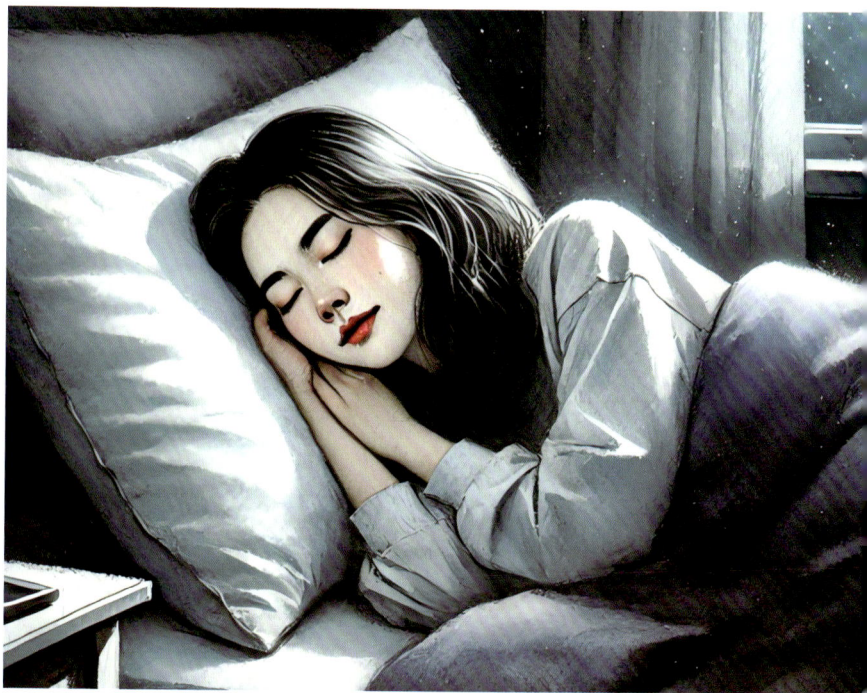

时段，肾气会在这个时间进行调整与补充。因此，早睡可以让肾脏有充足的时间来进行自我修复，维持肾气的充盈。

相反，若长期晚睡，打乱了人体的作息节律，肾脏无法在适当的时间进行自我修复，导致肾气消耗过度，时间一久，就会影响身体的整体健康。这种情况下，补充肾气就变得至关重要。而这种补充不仅指的是进补某些中药材，还应包括调整作息，改善饮食习惯，并且配合适当的体育锻炼和心理调适，才能真正起到补肾养肾的效果。

此外，肾气不足还可能会引发一系列健康问题，如疲劳、腰膝酸痛、耳鸣、失眠等，这些都是肾气虚弱的常见症状。中医学中提到"肾主骨"，肾气充足则骨骼坚固，若肾气不足，可能会导致骨骼脆弱，甚至导致骨质疏松等问题。

因此，保持早睡早起的良好作息，不仅有助于维持肾气的健康，还有助于整体的身心平衡。这句"早睡早起好肾气，晚睡肾气要补很久哦！"在学术上能够很好地解释肾气与人体健康的内在关联。总结来说，肾气的养护不仅依赖于药物，更重要的是通过合理的生活方式来进行自我保养。

其实在生活中，身体就像一部精密的机器，肾脏就是它的核心动力系统之一。我们平时不注意保养，等到机器开始卡顿了，修理起来就比较麻烦。所以，与其等到肾气

"电量低"的时候再想办法补，不如早点养成早睡早起的习惯，让肾气一直保持在健康的状态。这样一来，你不仅能天天精力充沛，连精神状态都会变得年轻不少呢！

简单来说，"早睡早起好肾气"就像是给身体上了一道保险，让你能够每天都精力满满；而"晚睡肾气要补很久哦！"则是在告诉你，别等肾气透支了才来后悔，因为一旦晚睡太多次，想要再把肾气补回来可是要花很长时间的哦！

②
多做脚的运动，
肾气越动越旺

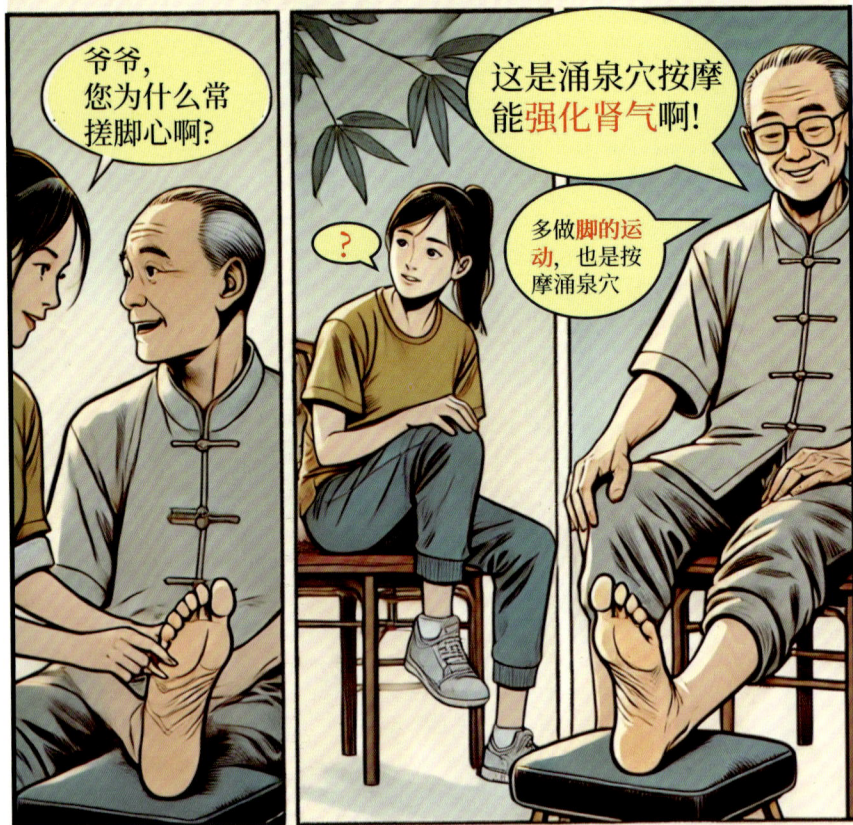

你有没有听过这样的说法："脚是人的第二心脏"？其实这在中医里也有道理！我们的肾气和脚有着紧密的关系，脚上有一条"神秘通道"，叫作肾经，从脚底涌泉穴一直通向我们的肾脏。而中医强调"心肾相交、水火既济"，这样才有健康稳定的人生！所以啊，多动动脚，其实是在帮助我们的肾"加油打气"呢！根据中医学理论，肾脏与足部的关系密切。肾经起于足底，足部运动不仅能促进血液循环，还能激活经络运行，尤其是肾经。经络理论认为，适当的足部运动能够刺激肾经，通过刺激穴位如涌泉穴、太溪穴等，进一步促进肾气的运行和补充。涌泉穴位于足底，为肾经的第一个穴位，按摩或运动此穴能够促进肾气上行，有助于维持肾气的充盈。

这其中最易实行的就是按摩脚底的"涌泉穴"，这个穴位位于脚底中央，号称"生命之泉"，每天按压几分钟，不但能促进血液循环，还能帮助肾脏保持活力。这样一来，你的肾气自然就会越来越旺盛啦！

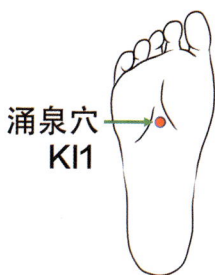

涌泉穴
KI1

　　在中医理论中，肾气被称为"先天之本"，其主要功能之一是主导人体的精气和水液代谢，并通过对全身的阴阳平衡进行调节来保持身体健康。肾气是肾脏功能的具体表现，与人体的健康状况密切相关，肾气充足，则精力旺盛、身体强健；肾气虚弱，则体力下降、易于衰老。

　　你可以想象一下，肾气就像是一股源源不断的能量泉，如果我们每天都能动一动脚，像是散步、跑步、踢毽子，甚至是简单的足底按摩，这股能量就会越来越旺，让你精

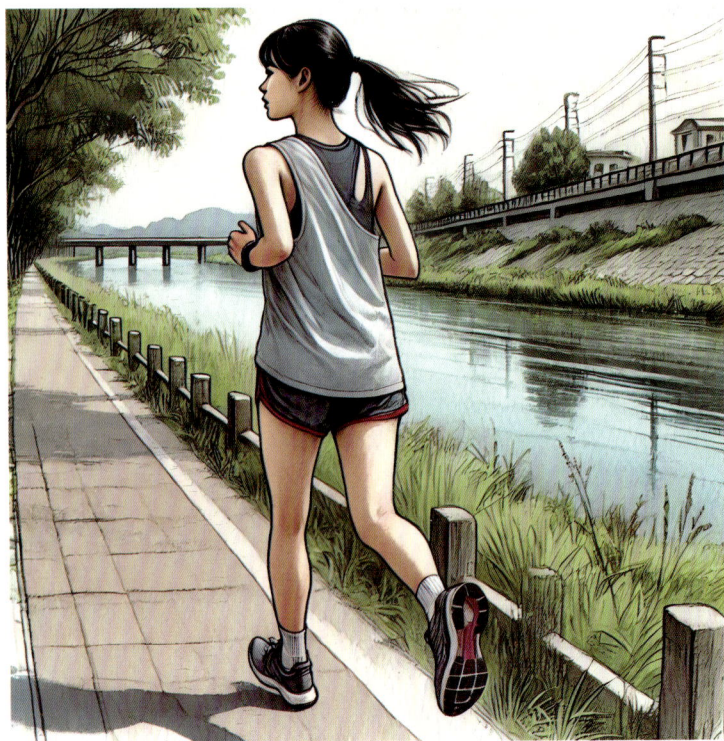

力充沛、精神百倍。相反，如果长时间不动，这股能量就会变弱，可能让你觉得疲倦、没精神，甚至连腰膝也会变得酸软。

此外，足部运动可以加强下肢肌肉力量，促进全身气血的运行，从而对肾脏产生有益的影响。中医认为，"肾主骨"，下肢的运动能强健骨骼，间接促进肾气的运行和补充。因此，"多做脚的运动，肾气越动越旺！"这句话反映了中医强调的身体与经络、脏腑系统之间的整体联系，通过足部运动来促进肾气的运行，达到强身健体、延缓衰老的目的。

所以说，"多做脚的运动，肾气越动越旺！"其实是一个既简单又有效的养生方法，不管你是早上起床后散步，还是晚上睡前做做脚底按摩，这些动作看似简单，但对于提升肾气可是大有帮助的！而且啊，多动动脚，不仅能让你精神好，还能延缓衰老，让你保持年轻状态呢！

③
劳逸结合很关键，
过度劳累只会让"作强之官"怠工

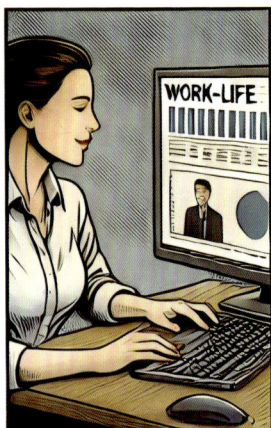

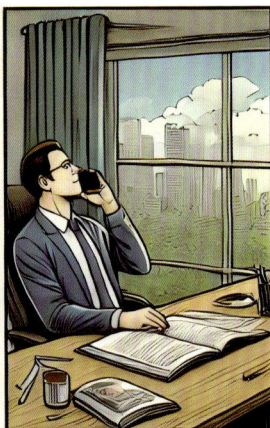

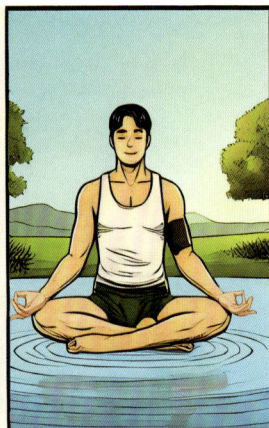

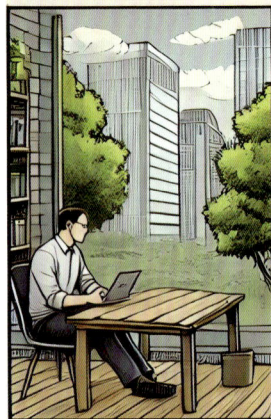

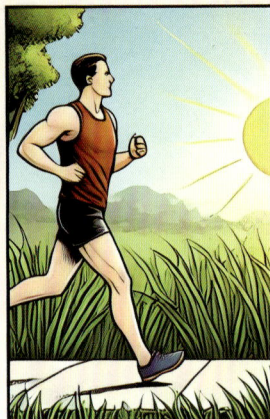

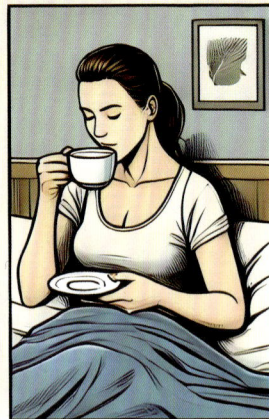

这句话是在强调保持适当的工作与休息平衡的重要性，特别是针对肾气的养护。

"劳逸结合" 意指在日常生活中，应该将工作、活动和休息合理搭配，不要过度劳累或过度放纵自己休息。中医认为，人体的健康取决于"阴阳平衡"，过度的工作或过度的休息都会打破这种平衡。田园诗人陶渊明先生告诉我们：既要有"晨兴理荒秽，带月荷锄归"的努力工作，更要有"采菊东篱下，悠然见南山"的闲适生活态度。

过度劳累会过度消耗身体的精气，尤其是肾气。肾气是生命活动的核心，当我们劳累过度时，肾气的消耗会加速，导致体力下降、免疫力变差，甚至引发疾病。中医认为，肾主藏精，精气是人体的能量来源，当肾气被过度消耗时，人会感到疲倦、腰膝酸软、精神不振等不适，这就是肾气在对我们"说不"。《黄帝内经》中的《素问·灵兰秘典论篇第八》中说道："肾者，作强之官，伎巧出焉。"但一再地"作强"，这个"作强之官"也受不了呀！

当肾气亏损或消耗过多时，会出现一些具体的症状，如：
- 身体疲惫，难以恢复精力。
- 腰膝酸软，尤其是下肢无力。
- 失眠、多梦，精神萎靡不振。
- 记忆力下降、注意力不集中。
- 免疫力下降，容易生病。

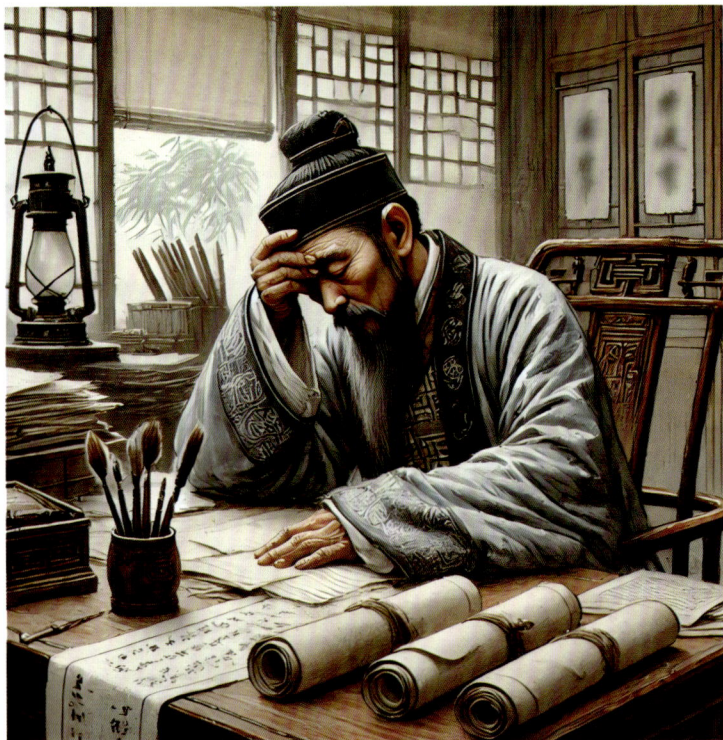

这些都是过度劳累后肾气亏虚的表现，代表肾气在提醒你要放慢节奏，注意休息，否则身体可能会出现更严重的问题。

简单来说，过度劳累会让你的肾气枯竭，身体各种不舒服，所以要聪明点，别硬拼，工作之余记得"充电"！这样肾气才会对你说："好的，我准备好了，我们一起继续冲吧！"

养生抗老的朋友们，别太累啊！

久坐不动，
肾气不会强旺的

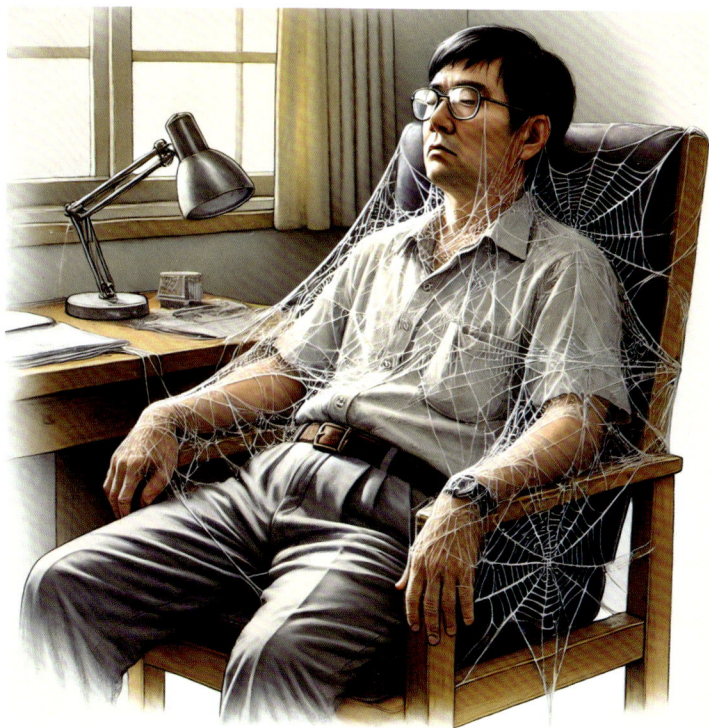

　　你有没有注意过，当你长时间坐着不动时，腰酸背痛的感觉是不是特别明显？这可不仅是因为坐太久，还和我

们的"肾气"有关呢！中医里有句话，"肾主腰"，意思就是说，我们的腰部健康和肾脏的功能息息相关。如果你经常坐着不动，肾气就会变得不强旺，长时间下来，不仅会让你觉得疲劳，还会影响到整体的身体状态。

在中医理论中，肾脏被认为是人体的"先天之本"，负责储存和调节精气，并维持人体阴阳平衡。肾气的充盈对于整体健康非常重要，而肾气的运行与人体活动息息相关。长期久坐不动，会影响气血的运行，从而对肾气的运行产生不利影响。

久坐会导致下肢血液循环不良，气血无法顺畅地通达全身，尤其会影响到肾经的运行。肾经起于足底，经过腿部和腰部，长时间坐着会使下肢和腰部的经络阻滞，导致肾气无法顺利运行，最终影响到肾脏的功能。中医强调"动则生阳，静则生阴"，人体需要适当的活动来维持气血的通畅和经络的活跃，否则肾气会因缺乏运动而无法旺盛。

此外，久坐还会导致腰部压力增大，影响肾脏的气血供应。根据中医"腰为肾之府"的说法，久坐不动会使腰部经络受阻，进一步削弱肾脏的功能，导致肾气虚弱。因此，长期久坐不动不仅不利于肾气的养护，还会加重肾气的耗损，进而影响到整体健康。

你可以把肾气想象成一条河流，当我们经常活动时，这条河流就会流得特别顺畅，能够把"好东西"输送到全身，让你精力充沛、精神满满。但如果你总是久坐不动，那么这条河流就会变得缓慢甚至堵塞，导致肾气变弱，这时候你可能会发现自己更容易疲倦，腰膝酸软，甚至精神也会变得没那么好了。

所以说啊，长时间坐着可不只是对腰不好，还会影响到我们的肾气。其实，每天多站起来动一动，像是简单的伸展、走走路，或者每隔一段时间起来喝杯水，这些小动

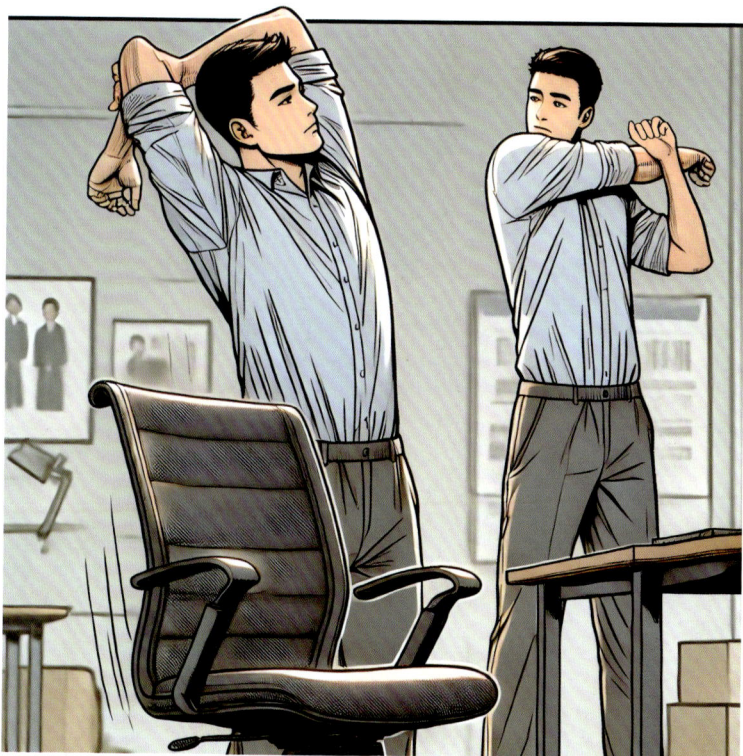

作看似简单，但对于维持肾气却有很大的帮助。只要经常动一动，让气血循环起来，你的肾气也会跟着强旺起来，让你保持活力满满！

总之，"久坐不动，肾气不会强旺的！"这句话提醒我们，千万别长时间坐着不动，多活动活动（如前面说的要多做脚的运动），让身体的"能量河流"流动起来，这样才能让肾气保持在最佳状态，让你不仅腰腿有力，还能保持每天的好精神！

⑤

腰暖肾才强，
天冷多穿点

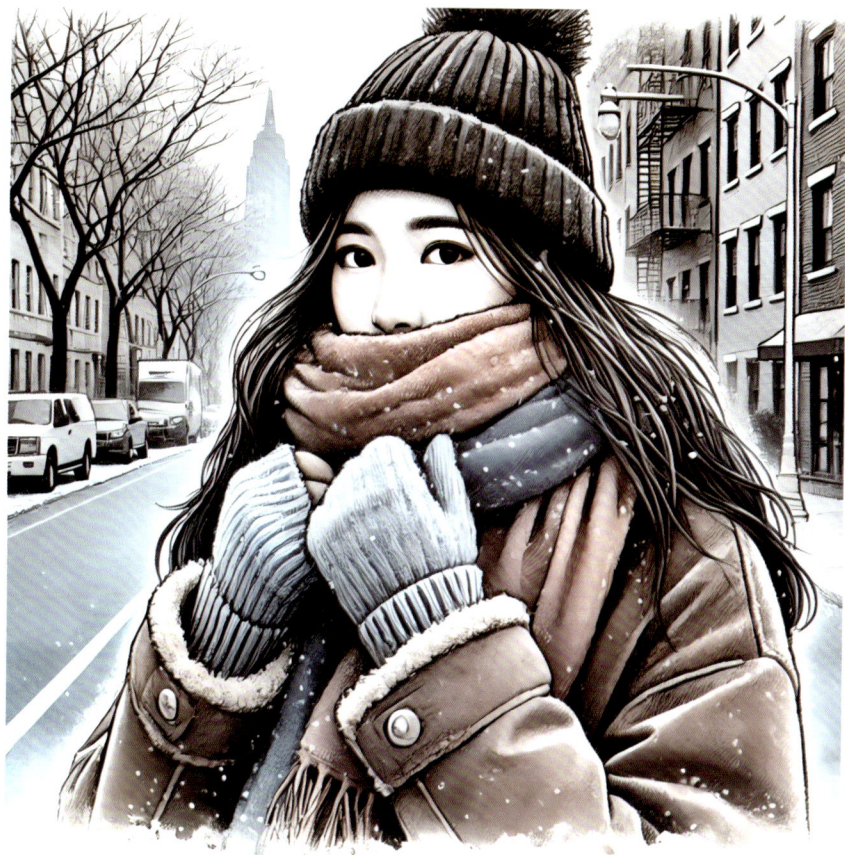

这句"腰暖肾才强，天冷多穿点"听起来是不是很有道理？其实，这就是咱们老祖宗的智慧！简单来说，就是告诉你，冷的时候，千万别冻着腰，要多穿点衣服，保暖才能让你身体健健康康，特别是那些老觉得自己腰酸背痛的人，这句话可真是为你量身定做的！

根据《黄帝内经》的记载，肾是人体先天之本，负责储存先天精气，并主导着人体的生长、发育和生殖功能。肾气在人体中的作用极为重要，具体表现为维持身体的活力、调节水液代谢以及控制骨骼、毛发、肌肤等组织的健康。

"腰暖肾才强，天冷多穿点"，为什么呢？因为根据中医的说法，我们的腰和肾可是一对好搭档！肾脏这东西，负责储存我们身体里最重要的能量，也就是"肾气"。听起来是不是很玄？但简单点说，这个肾气就像是你的"电池"，让你每天都能充满活力。要是电池不够了，人就会觉得累啊、没精神，甚至腰酸背痛、怕冷。而腰这个地方，正好是肾的"基地"，你想想，天一冷，这么重要的地方要是受凉了，那可怎么得了？

"腰为肾之府"的观点强调了腰与肾脏密切的功能性关联。肾脏位于腰部脊柱两侧，其内藏的"肾气"负责调控人体各项生理机能，而腰部的健康与肾气的强弱息息相关。腰部如果受到寒冷或湿邪的侵袭，肾气可能会受到损害，进而导致身体健康状况下降。因此，"腰暖"实际上是指保持腰部的温暖，以保护肾气不受外界环境的侵害，维持肾脏的正常功能。

当气候转冷，寒邪容易侵犯人体，尤其对于肾气较为虚弱的个体来说，更容易感受到寒冷带来的不适。中医认为，寒冷会使血管收缩，减少血液循环，特别是对于腰部这一重要的部位，寒冷会直接影响肾气的运行，导致腰酸、腰痛等症状。此外，肾气的不足还可能进一步导致下肢冰冷、四肢乏力、精神萎靡等。因此，在寒冷的季节，适当增加衣物，尤其是保持腰部的温暖，对于保护肾气、增强身体抗寒能力具有重要意义。

另外，中医强调"肾气足则百病不生"。保护肾气不仅是关于抵抗寒冷的问题，更是整体健康的重要一环。温暖腰部能促进气血运行，使肾气得以更好地发挥功能，从而使人体更有活力、身体状况更好。尤其对于老年人和体质虚弱的人来说，保护肾气尤为关键，因为他们的肾气往往较为虚弱，容易受到寒冷的影响。

所以啊，冷的时候，穿厚点，特别是把腰给暖住了，这样肾气才会好，身体的"电池"才能继续充电！有没有发现，特别是到了冬天，你总是容易觉得腰酸背痛？那就是因为冷风吹到了你的腰，让肾气受损了。所以啊，不管是年轻人还是老人，记得天冷了别硬撑，多穿件外套，围个腰带啥的，让腰部保持温暖。

不过呢，这句话不只是告诉你要多穿衣服哦！它其实也有个小智慧，就是告诉你"预防胜于治疗"。你看，大家平时要是不注意，总觉得"没事，我扛得住"，结果天气一冷，腰就开始不舒服了，然后才想起来应该多穿点。其实，早点注意，多穿几件衣服，尤其是护住腰部，不仅能防止感冒，还能保护你宝贵的肾气，让身体健健康康。

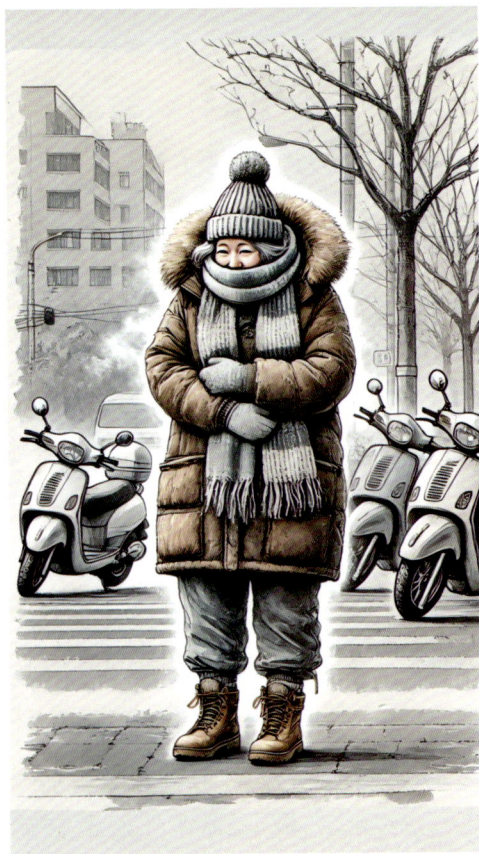

所以，这句话就是在提醒我们，别小看天气变冷这回事，尤其是腰这么重要的地方，一旦受凉，影响可大了。如果不想变得腰酸背痛，或者老是感觉疲倦，那天气冷了就记得听话——多穿点衣服，让腰暖和起来！这样不仅身体会更有精神，冬天也不那么难熬啦。

⑥
别穿太紧，
固护肾气也要喘口气

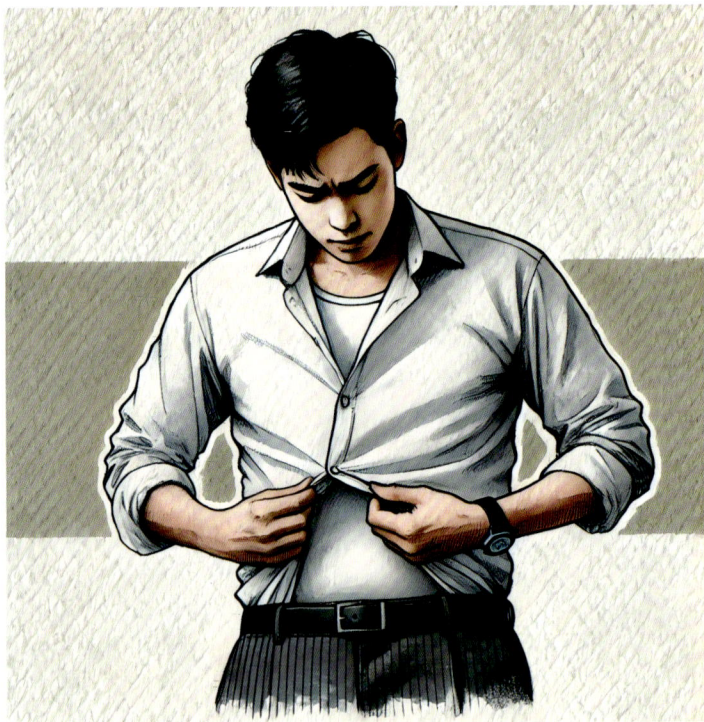

　　明末清初人龚居中的《福寿丹书》是一本养生学的名著，本书上承汉代四时养生论、东晋葛洪"借众术之共成

长生也"的修身观，中取初唐孙思邈的养性服食原则、宋代以来内丹养生思想，下摘元代张三丰、明代朱权等人摄生之要。书中多处说到要"日逐少食，宽衣于二六时中"。可见古人认为衣着宽松也是养生的要点。

"别穿太紧，固护肾气也要喘口气！"这句话听起来像不是很重要的养生小提醒，但其实很多人都忽略了。这句话意思很简单，就是告诉我们不要穿得太紧，身体也需要自由的空间来"呼吸"，特别是保护肾气这件事，不能把自己勒得太紧了！

"别穿太紧，固护肾气也要喘口气！"这句话涉及的是中医对于"肾气"的保护理念，特别是如何通过适当的穿着来维护身体的气机通畅。根据中医理论，肾是"先天之本"，负责储存人体的"精气"，并通过"肾气"来调节身体各种生理功能，特别是对于发育、生殖、代谢等至关重要。当肾气充足时，身体充满活力，能够很好地应对外界环境的变化；相反，当肾气不足时，则容易出现疲劳、虚弱、怕冷等症状。

这句话的核心在于"别穿太紧"。穿着过紧的衣物会阻碍气血的流动，特别是在腰部、腹部和下肢这些与肾气密切相关的部位。根据中医"气行则血行"的原则，气的通畅至关重要，过于紧绷的衣物可能会压迫经络，限制气血的运行，从而影响肾气的流通。这会导致身体的气机无法顺利运行，肾气难以得到应有的保护与滋养，进而削弱人体的免疫力和抵抗力。

想象一下，你穿着超紧的牛仔裤或者塑身衣，是不是觉得每走一步都好像被束缚住了？身体其实和你感觉的一样，当衣服穿得太紧的时候，不只是行动不方便，连身体内的"气"也会感觉到不舒服。中医说"肾气"是我们的能量来源，如果这股能量被压住了、堵住了，它可没法正常流动，这样身体就会变得没精神，甚至腰酸背痛、容易疲倦。

为什么会这样呢？因为腰部和腹部这些地方可是肾气的重要关卡，穿得太紧，会让这些地方的血液循环不顺，气血无法通畅，肾气也就难以运行了。中医认为，气通则百病不生，所以让肾气"喘口气"很重要！就像你跑步一样，要是衣服太紧，你连深呼吸都做不到，那肯定会累得快！身体的"肾气"也是一样，它也需要自由活动的空间来保持健康。

此外，肾气的运行也与人体的呼吸系统有着一定的关联。"喘口气"这个说法可以理解为让身体有更多的空间进行自然的呼吸和代谢。当衣物过紧时，腹腔和胸腔的压力增加，呼吸会受到限制，这会进一步加剧气滞血瘀的状态。长期如此，可能会导致疲惫、腰酸、气短等不适症状。肾气的固护应该依赖于适当的气血调节，保持衣物的适度宽松能够使身体在日常活动中更好地调节气机。

除了这个之外，还有一点要注意的，就是当你穿太紧的衣服，呼吸也会变得困难，这可不是光说感觉不舒服那么简单。衣服勒住了你的肚子，让呼吸变浅，身体没办法得到足够的氧气，结果是你会更容易感觉累，精神不振。你可能不知道，但这也是因为肾气被限制住了，身体整体的运作都变慢了。大家不妨去看看修行人的穿着，都是宽大舒适为原则，没有人穿着"一身劲装"来修行的。

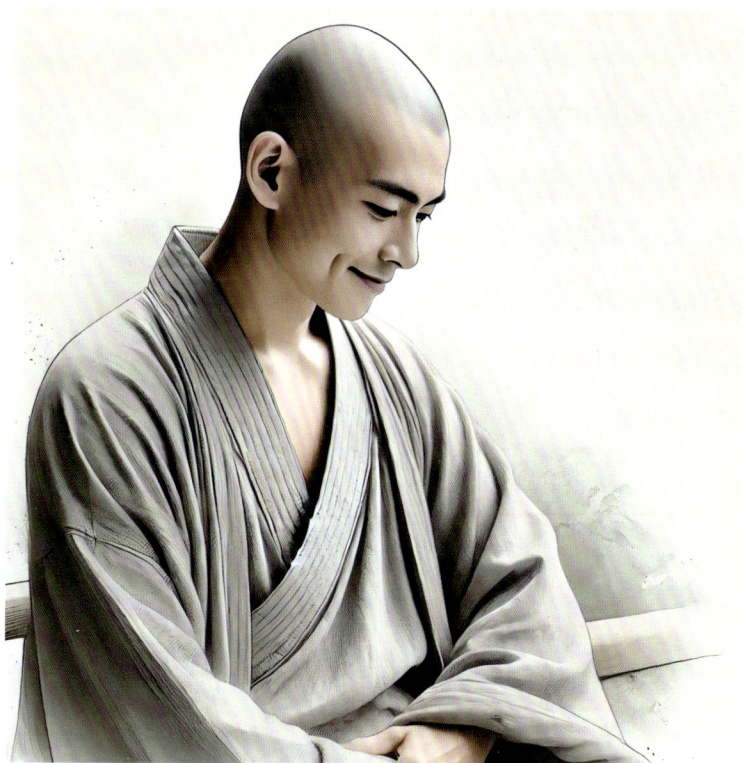

　　所以说，咱们固护肾气，不是光靠吃补品或者运动就行，穿着的舒适度也很重要！穿得宽松一点，让气血顺畅地流动，让肾气能够自由运行，身体自然就会觉得轻松舒服。再者，保持适度的运动、适量的穿衣，不仅让你觉得舒服，还会让你变得更有活力！中医养生中，讲求"适度"和平衡，这包括饮食、作息、运动，也包括穿着。过于紧绷的衣物违反了自然之道，束缚了身体气机的正常运行，这对于固护肾气是不利的。因此，穿着适当宽松、舒适的衣物不仅能让身体感到自在，还有助于肾气的保护，维持健康的体内气血平衡。

　　总之，这句话就是一个简单又实用的养生建议：保护肾气，别穿太紧，让身体能够"喘口气"，这样你才能更健康、更有精神！记住，养生是从小细节开始的，别让紧身衣物给你的肾气设了"障碍"！

⑦

节制房事，适可而止，
肾气需要保养哦

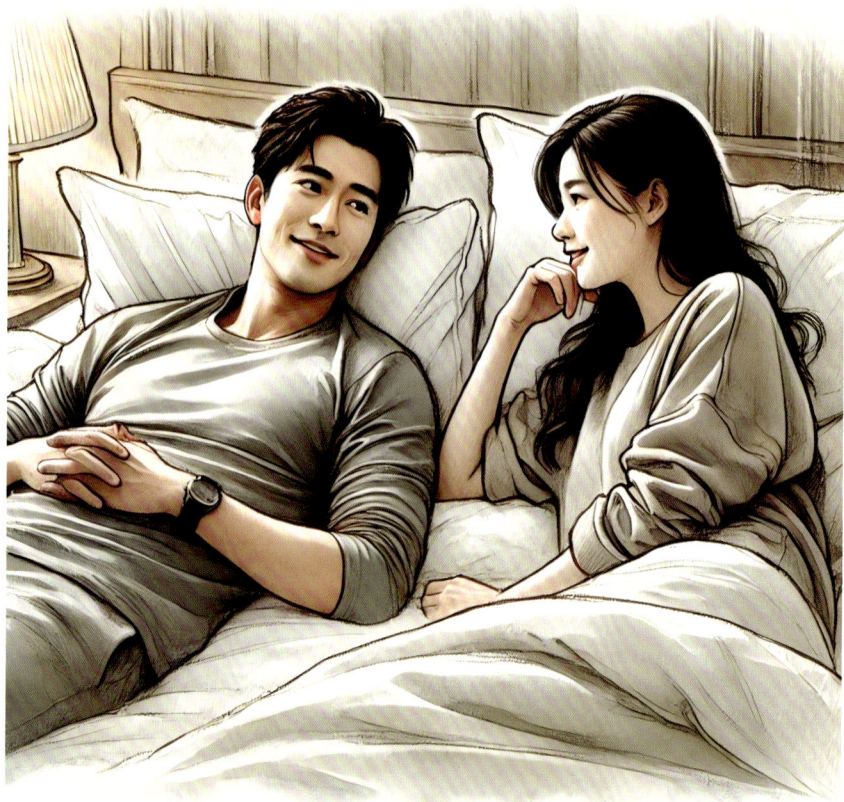

"节制房事，适可而止，肾气需要保养哦！"这是个温馨的小提醒，特别是给那些忙于"激情"的人敲个小警钟，别太拼了！肾气可是我们身体的"能量库"，就像你手机的电池一样，要是老是用过头，电池用光了可就麻烦啦！

根据中医的学说，肾是"先天之本"，负责储存和管理人体的"精气"。这种"精气"不仅指生殖功能，还包括身体的活力、免疫力和生理健康。肾气充足代表着生命力旺盛，身体机能运转正常，而肾气不足则容易导致疲劳、虚弱、免疫力下降，甚至影响生殖健康。

房事，也就是性活动，在中医理论中与肾气的消耗有着直接的关系。中医认为，过度的房事会消耗精气，从而损伤肾气，特别是在身体状况不佳或肾气虚弱的情况下，过多的房事会加速肾气的流失，导致身体的衰弱。这也就是为何中医一再强调"节制"的重要性，尤其是对年长者或体质虚弱者来说，过度房事不仅会使他们的肾气进一步耗损，还可能引发各种身体问题，比如疲劳、腰酸背痛、精神不振等。

我们的肾在中医里被称为"精气之源"，这个"精"不仅是生孩子的那个精，还包括你的整体活力、精神、免疫力等。肾气好，人就有精神、有活力；肾气虚了，人就会感到累，甚至容易感冒、生病，这都是肾气不够的表现。所以，你要是老是"过度操劳"，肾气可就被消耗得很快，时间长了，会发现自己不仅身体变差，精神状态也不如以前了。

就拿手机来打个比方吧，手机电池用久了，电量就会慢慢下降，对不对？你如果不停地用手机，还不让它充电，时间久了，电池就会坏掉。同样道理，房事虽然是一种很正常、很自然的生理需求，但也不能"过度"啊！中医讲究"适度"，太多了，身体消耗大；太少了，则气血不畅。所以，关键就是要找到一个"刚刚好"的平衡点，既满足了需求，又不会让肾气过度消耗。

此外，肾气与整体身体健康有着紧密的联系，肾主"藏精"，负责人体的生殖系统和骨髓系统。当肾气不足时，不仅会影响性功能，也会对整体生理机能产生负面影响。因此，适当节制房事是保护肾气的重要一环，能够减少精气的过度耗损，让肾脏有足够的时间进行自我修复和调节。

中医学强调"养生"的核心理念就是平衡与适度。过度房事会打破这种平衡，让肾脏承受过多压力，因此必须遵循"适可而止"的原则。节制房事的目的是保持精气的稳定和肾气的充盈，以确保身体的整体健康。此外，饮食、作息和精神调养也是保护肾气的重要方面。适当的房事有助于维持身体的正常运作，一旦过量，则会适得其反，损伤身体。

有些人可能觉得，年轻嘛，精力旺盛，房事多一点没啥关系。其实这可不是个好习惯，年轻的时候不注意，过度消耗了肾气，到了中年甚至老年，身体很快就会感到吃不消。你会发现，腰酸背痛、精神不济，这些都是肾气不足的表现。所以说，行房事不能光顾眼前的快乐，还要考虑长远的健康。

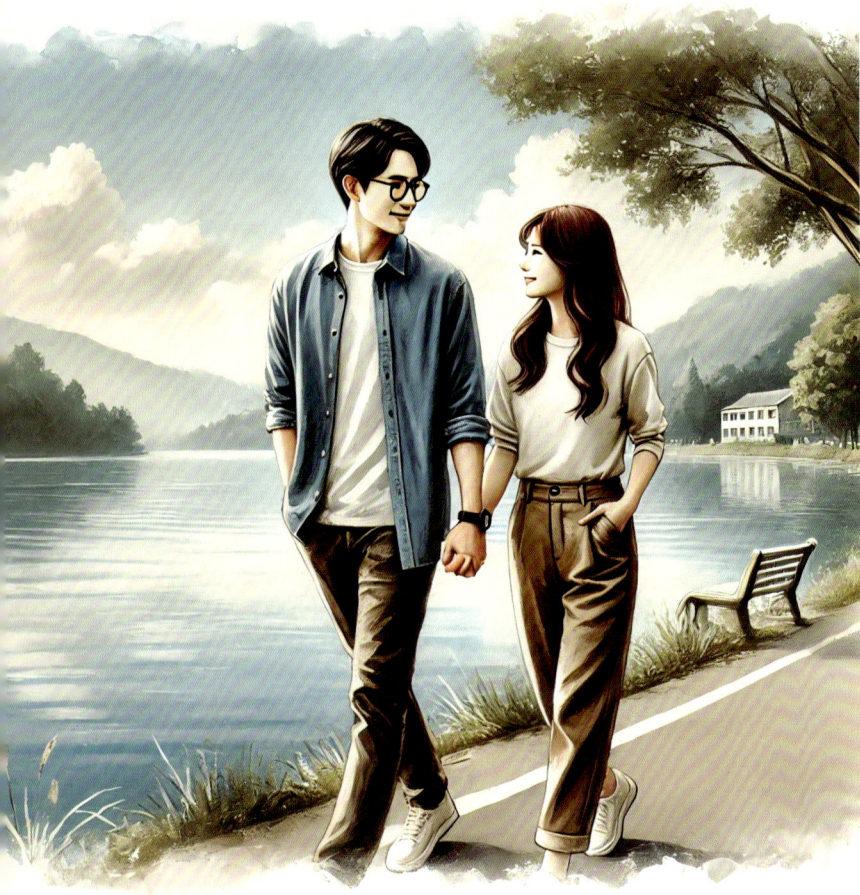

当然，并不是让你完全禁欲，只是提醒大家"适可而止"。中医说得好，生活的平衡才是健康的关键，该工作时工作，该休息时休息，该"养生"的时候也要好好养。不然，等到肾气耗尽了，就不是简单的疲劳问题了，可能连整个身体的健康都会受到影响。

所以说，大家在享受生活的同时，也要记得给肾气"留点余地"，保护好这个能量库，才能保持身体的健康和活力。不然，等到你感觉到不舒服的时候，可能肾气已经严重透支了。所以啊，房事要适度，不仅是为了当下的快乐，也是为了未来的健康！

★《千金要方》中的"节房事"建议★

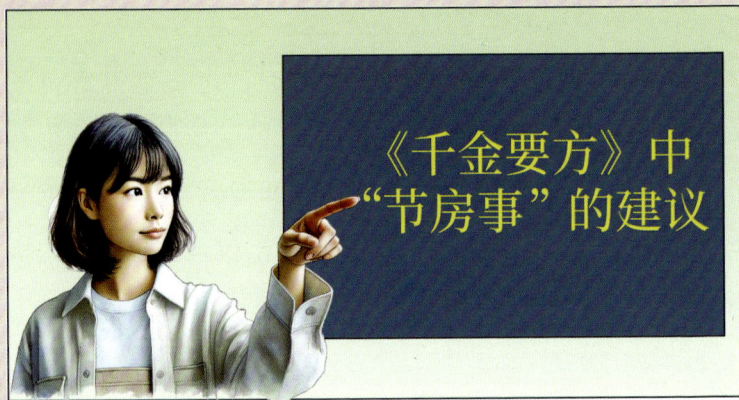

孙思邈，唐朝著名的医药学家，被尊称为"药王"，他在中医养生学和医学史上有着极其重要的地位。孙思邈先生特别重视养生保健，并且对于性生活的节制有深刻的见解，尤其是针对男性随着年龄增长应该如何适度控制性生活次数。

在他的著作《备急千金要方》(简称《千金要方》或《千金方》)和《千金翼方》中，孙思邈先生强调了"房中术"的重要性，这是古代养生学中的一个部分，专门讨论如何调节性生活以达到养生、延年益寿的目的。他认为，性活动与人体的"精气"密切相关，而精气又与肾的功能有着直接的关联。过度的性活动会损耗肾气，进而影响身体的健康，导致早衰和各种疾病。因此，他主张根据年龄调整性生活的频率，以保持健康和长寿。

孙思邈先生提出了不同年龄阶段应该遵循的性生活次数标准，他认为随着年龄的增长，男子应该逐渐减少性生活次数，以免耗损精气。具体的原则如下：

1. 二十岁至三十岁的年轻男子：在这个年龄段，男子精力旺盛，身体处于巅峰状态。孙思邈先生认为，二十岁的年轻男子性生活可以较为频繁，但仍需注意节制。他建议每三至四天一次为宜，过度的性生活即便对于年轻男子也会损伤精气，可能导致长远的健康问题。

2. 三十岁至四十岁的男子：这个年龄段的男子虽然仍处于壮年，但精气相对于二十岁时有所减弱。因此，孙思邈先生建议此时应逐步减少性生活的频率，最好是每五至七天一次。他强调，这样能保护精气，避免过度损耗，从而保持身体的健康状态。

3. 四十岁至五十岁的男子：进入四十岁后，孙思邈先生认为性生活应该进一步减少。他建议四十岁左右的男子应该每十天至半个月进行一次性生活，这样可以保证不损伤肾气，维持身体的稳定和健康。

4.五十岁以上的男子：孙思邈先生认为，五十岁以后的男子精气明显减弱，应该更加慎重地对待性生活。他建议这个年龄段的人最好每月一次或更少，甚至有时应考虑完全避免性生活，尤其是当身体感到疲劳或虚弱时，以免进一步损伤肾气，导致早衰和疾病。

（《备急千金要方·房中补益第八》中说："人年二十者，四日一泄，三十者八日一泄，四十者十六日一泄，五十者二十日一泄，六十者闭精勿泄，若体力犹壮者，一月一泄。"）

总体来说，孙思邈先生的观点是基于中医"精气"学说，精气是人体的生命能量，而肾脏负责储存精气，过度的性活动会加速精气的耗损。孙思邈先生认为，性生活过频或过度不仅会损耗精气，还会损伤体内的五脏六腑，最终影响整体健康和寿命。因此，他提倡根据年龄来合理控制性生活的次数，以达到养生保健、延年益寿的效果。

孙思邈先生的这些养生原则在今天仍然具有参考价值，尤其对于现代人来说，适度的性生活和健康的生活方式息息相关。适度控制性生活次数，保持身体精气充足，对于维持长期健康具有重要作用。

⑧
别让腰间的肉多出来，
体重控制好，肾气会比较强

"别让腰间的肉多出来，体重控制好，肾气会比较强！"听起来是不是很简单？这句话其实就是在提醒大家，别让腰上的肉越来越多，保持体重，对你的肾气和整体健康都有好处！

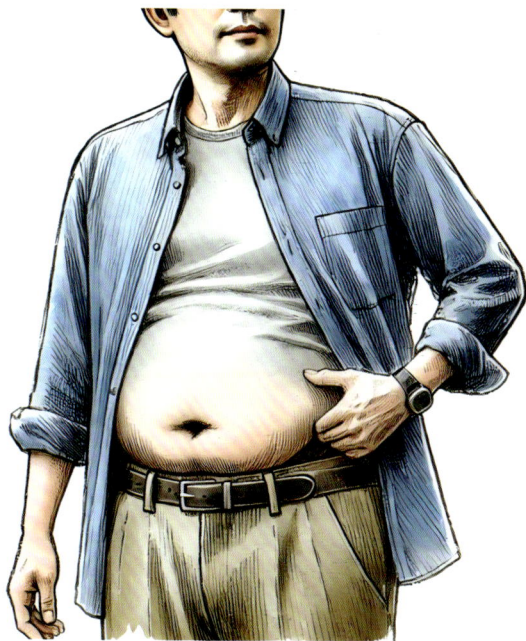

　　这句话也反映了中医对于体重管理与肾气保护的观点。根据中医理论，肾气是人体"生命之本"，主宰生长、发育、生殖等重要功能，同时还负责调节体内的水液代谢、骨骼健康等方面。肾气的强弱与一个人的整体健康息息相关，尤其是关于体重的管理。

　　从现代医学的角度来看，体重过度增加，特别是腹部脂肪的积累，与代谢紊乱、心血管疾病和糖尿病等风险有密切关联。而中医则认为，肥胖，特别是腰部的脂肪堆积，会对肾气产生负面影响，这是因为肾脏负责水液代谢，肥胖可能引发"水湿停滞"等症状，导致肾气无法有效运行。此外，腰部被认为是"肾之府"，意思就是肾脏所在的区域。如果腰间脂肪过多，会直接影响肾气的运行，使其受到压制或阻碍，从而削弱肾脏的功能。

　　我们常说，腰是身体的"枢纽"，特别是在中医里，腰可是和肾气有很大的关联。你知道吗？肾气就像是我们的"能量库"，让我们每天都有足够的力气来工作、玩耍、运动。当腰上的肉越来越多，整个人的身体机能就会变得不太灵活，气血也不畅了。特别是当你发现自己容易腰酸背痛，还常常觉得累，那可能就是肾气在给你"示警"啦！

　　腰部肥胖会压迫到我们的肾气运行，这就像是堵住了一条重要的高速公路，让本来应该顺畅流动的能量变得滞塞不通了。再加上体重增加后，身体的负担加大，肾脏就像是一个不停加班的工人，一天到晚处在高强度工作状态中，时间久了肯定会累得受不了！肾气一旦消耗过度，人就容易变得没精神、容易生病。所以，腰部的脂肪越多，肾气的压力也就越大，整个人会越来越疲惫。

体重过大会增加身体的负担，导致气血运行不畅，影响到身体的多项功能，包括呼吸系统、循环系统和消化系统等。当体重超标时，肾脏需要承担更多的负荷以维持正常的生理功能，长此以往，肾气可能会因为过度消耗而虚弱，导致肾虚的现象。而肾虚又会引发腰膝酸痛、疲倦乏力、免疫力下降等问题。因此，保持健康的体重对于维持肾气充足和整体健康至关重要。

中医的养生理念中强调"均衡"与"适度"，过度肥胖或消瘦都会影响人体内的阴阳平衡，从而损害肾气。控制体重的方法包括合理饮食和适当运动，特别是强调"腰为肾之府"，腰部健康直接关系到肾气的强弱。因此，减少腰部多余脂肪，保持适当的体重，能够促进气血运行顺畅，从而增强肾气，维持身体的平衡状态和健康。

体重控制不仅是为了外表好看，还是为了内在健康。当我们保持体重在一个合适的范围内，不仅整个人看起来更有精神，身体里的气血也会更顺畅。你会发现，腰变得轻盈了，整个人都感觉更有活力，不再那么容易疲劳，这就是肾气充足的表现。

怎么才能让腰上的肉不再"超标"呢？很简单，就是要多动动！每天做点运动，哪怕只是简单的散步、伸展，也能帮助我们减掉多余的脂肪，让身体保持灵活。同时，还要注意饮食，少吃油腻、高糖的食物，多吃蔬菜水果，这些小习惯都能帮助我们控制体重，让肾气保持在最佳状态。

所以啊，这句话的重点就是提醒我们：别让腰上的肉越来越多，这不仅关系到我们的外在形象，更是关乎我们的身体健康。体重控制好了，肾气也会强起来，整个人看起来就年轻有活力！控制体重，其实就是在保护我们的肾气，这可是从内到外的"美"哦！

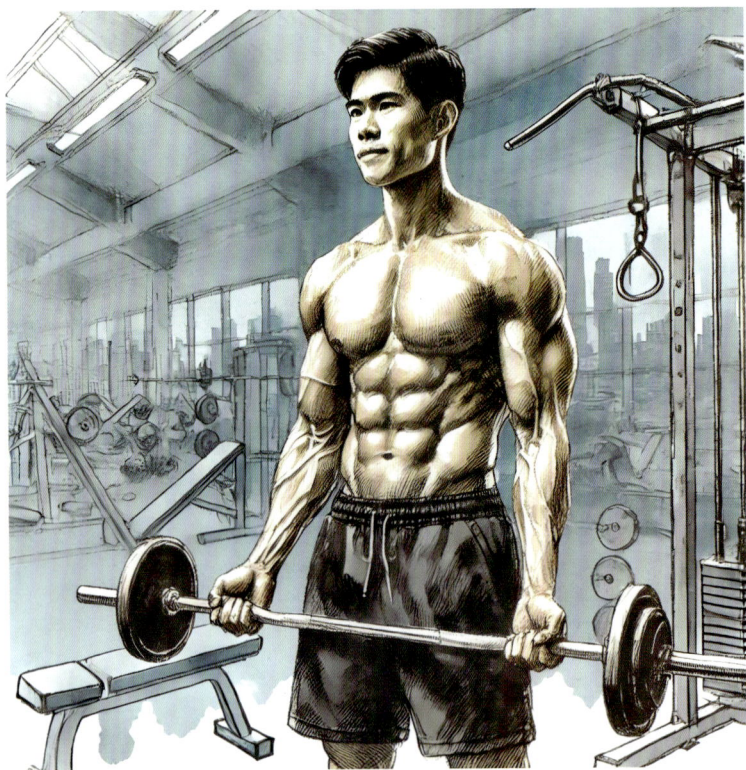

⑨
远离冷风，
风邪是万病之始，会耗掉肾气

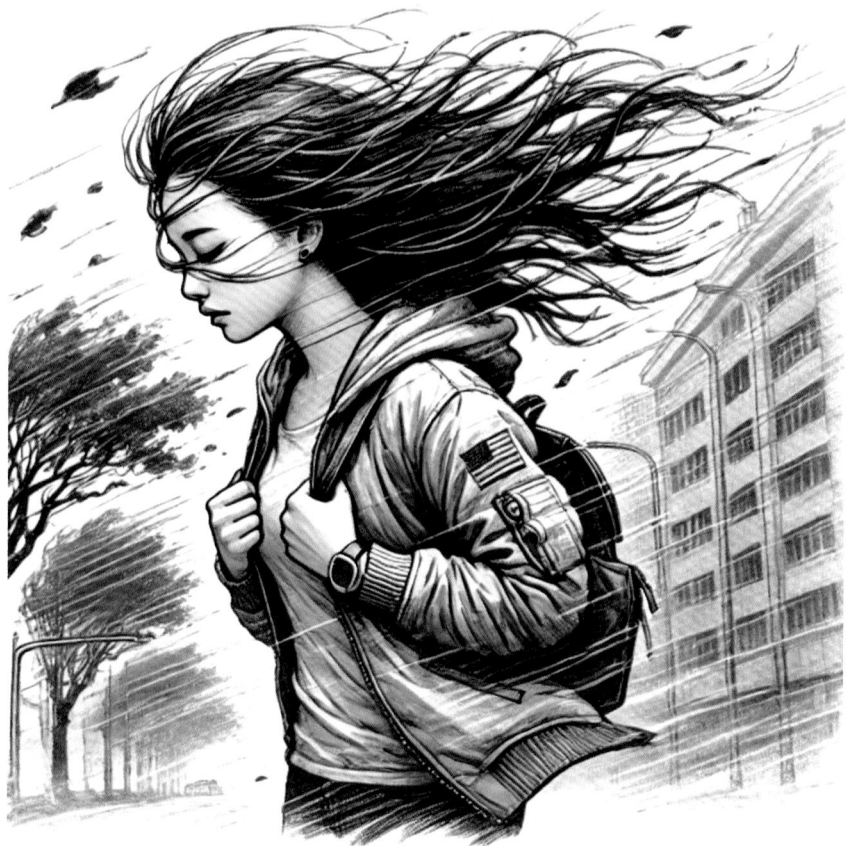

记得从前有一首歌叫作《风从哪里来》。我们中医其实不是太在意风从哪里来，我们比较在意风到哪里去！因为"风邪"一旦进入体内，可能就会经过六经传变，最后导致身体出现大问题！

想象一下，肾气就像是你手机的电池，电力满满时，你可以轻松应付生活中的各种挑战。当我们遇到冷风，这些风邪就像是电池的"耗电 APP"，偷偷地一点一点消耗掉你的电力，让你变得没那么有精神，也容易生病。所以，我们经常听到"少吹风"的建议，这其实不是无的放矢，因为风邪是最容易让我们的身体变弱的"坏 APP"。

《黄帝内经》中的《素问·风论篇第四十二》中说"风者，百病之长也"，即认为风邪是外感六淫之邪中最为常见且易入侵人体的病邪。风邪有多种表现，往往与寒邪、湿邪结合，入侵人体后，会引起表证（如感冒、发热、咳嗽等）和其他疾病。肾气负责人体的防卫机能（称为"卫气"），能够抵挡外邪的侵入。然而，当风邪入侵人体，尤其是在寒冷的天气或直接暴露在冷风之下时，肾气会被消耗，因为人体需要调动更多的能量来对抗风邪的侵袭。这种消耗若长期持续，会导致肾气虚，进而影响人体的整体健康。

冷风不仅会让你感觉不舒服，还会影响身体内部的能量系统——肾气。肾气就像是一个隐形的"能量盾牌"，保

风者，
百病之长也

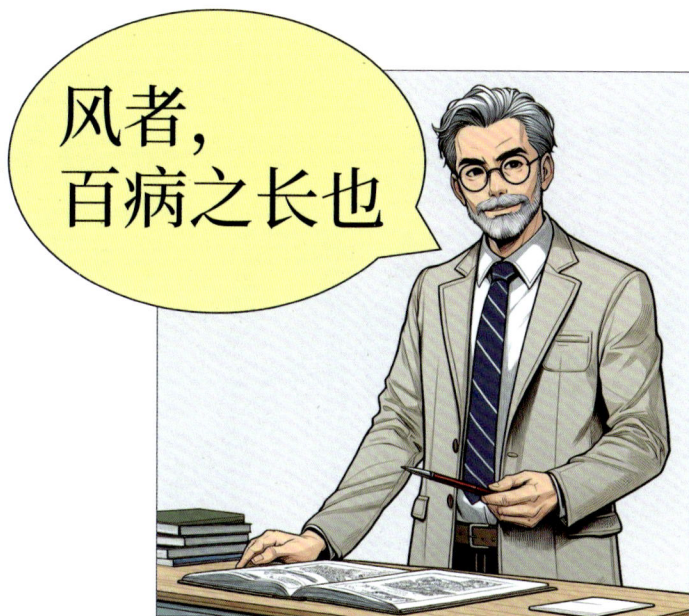

护你不被外界的坏东西打败，但这个盾牌的能量是有限的。如果你经常让冷风直吹身体，特别是长时间不注意保暖，你的"能量盾牌"就会耗掉大部分的能量去对付风邪而变薄，让你更容易感冒、疲倦，甚至觉得腰酸背痛。这就是为什么很多老人家会特别嘱咐晚辈："出门别忘了穿多点，风会把你身体搞坏！"

在生活里，我们可以做的简单保护措施包括：秋冬季节要穿暖和，特别是头、背和脚，因为这些部位特别容易受到风邪的影响；还有，在外面运动或活动的时候，避免直接站在冷风口，这就好比你的手机在户外晒着太阳还开

来一条围巾来防风邪吧!

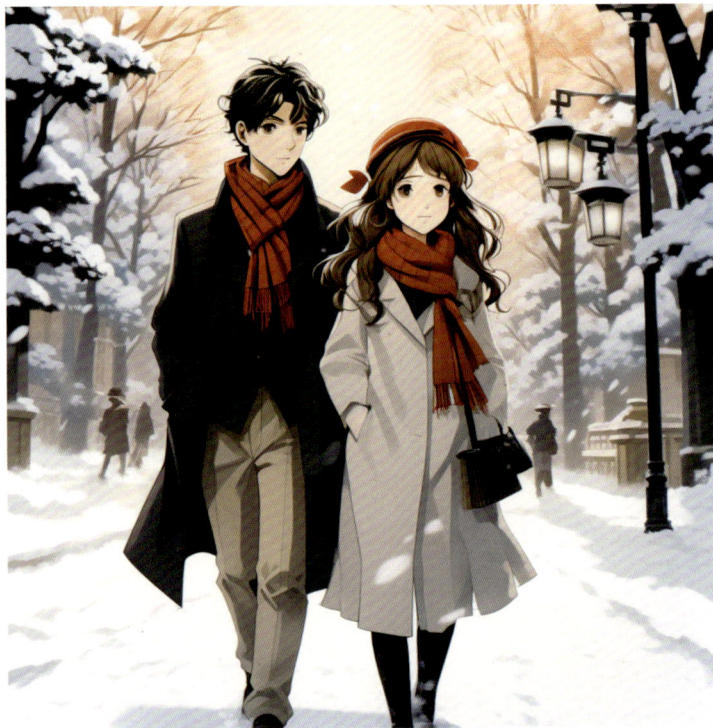

着大耗电的 APP，电量掉得可快了。本来我们的肾气是产生各种内分泌的源泉，一旦风邪入里而盛，身体就必须花大部分能量去对付外邪，在内分泌的补充和调节上就会变得比较差。风为百病之长，所以常常伤风感冒的话，就会一直刺激淋巴系统，导致其受伤害，继而消耗体内大量的类固醇，类固醇不够就会导致命门火衰，肾精不足。对于中医所说的命门火，很重要的物质基础就是类固醇!当然，命门火衰原因众多，并不是说简单地补充类固醇就能补充命门之火，但是，缺乏物质基础一定会导致命门火衰。在运动员和健美人士中，滥用类固醇的现象很多，其本质就是通过短期激发命门之火而提高身体机能和增大肌肉维度，但是代价也很大。先贤早就告诫过我们：凡事过犹不及。

保持身体温暖，其实就是给你的"能量盾牌"充电，让肾气时刻保持充足。平时多喝温暖的饮品，比如姜茶，还有适当的休息，这些都是生活里简单又有效的方式，让你避免"被风邪偷走肾气"的情况发生。总之，照顾好自己的肾气，其实就是在照顾好自己的健康，让自己保持最佳状态，不被那些恼人的风邪拖垮！

⑩
过热也会损肾气

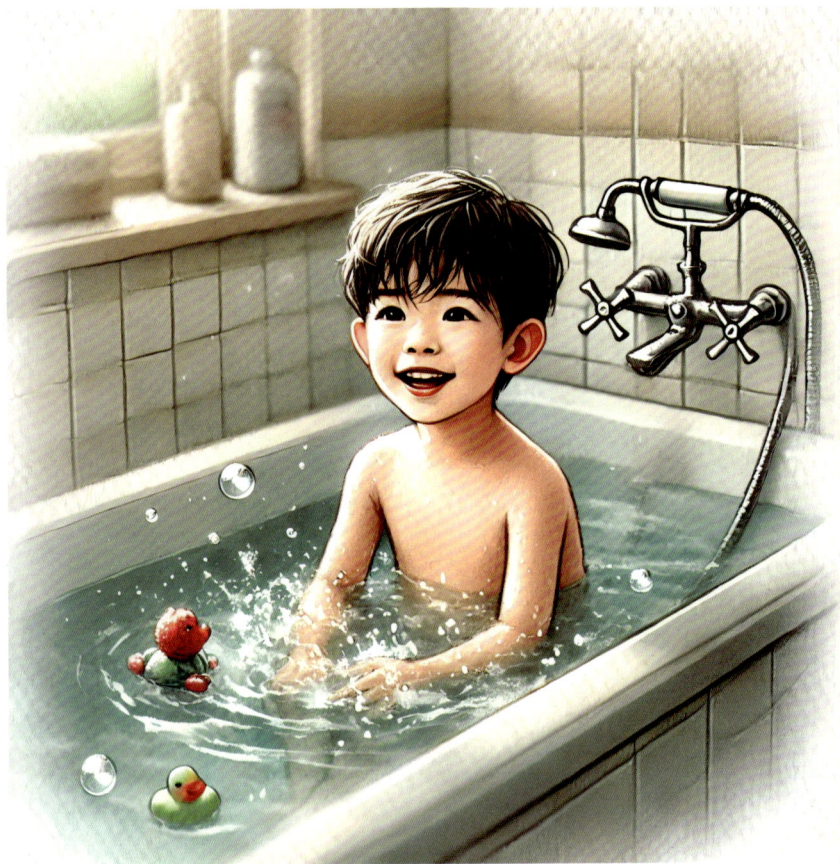

《黄帝内经》中的《素问·逆调论篇第三十四》中说：
"肾者水脏，主津液。"肾属于五行之一的"水"，具有清凉
和滋养的特性，就像汽车中的水箱，是负责降低温度的，
身体过热则会耗伤肾阴，进而损害肾气！想象一下，你的
肾气就像是你身体里的"凉爽空调系统"。这套系统能够调
节你的身体温度，让你在炎热的环境下依然保持凉爽、平
衡。如果你一直待在过热的地方，比如夏天中午在烈日下
晒太阳，或者狂吃火锅、麻辣烫这种热辣食物，你的"凉
爽空调"就会开始过载，变得吃不消。长时间这样下去，
你的肾气会被消耗掉，身体内的"冷气机"就会失灵，你
开始觉得燥热、口干，甚至晚上睡觉时也感觉浑身不舒
服，这就是肾气构成中的肾阴被"过热"给损耗的结果。
当然，如果是肾阳被损害过多，那人就会怕冷，肾藏元阴
元阳，可以双向调节人体寒热，被比喻为人体空调，恰如
其分。

再说回过热，这会导致体内阴阳失衡，主要是容易导
致肾阴虚，并进一步影响肾气的运行。肾阴虚的人会出现
腰膝酸软、头晕目眩、耳鸣等症状，这些都是肾气不固、
肾阴不足的表现。过热对身体来说，就像手机过度使用会
导致过热一样。一旦手机过热，电池会加速耗尽，机能也
会变差。同样道理，肾气也会因为过热的环境或饮食而变
得虚弱。比如，夏天经常待在太阳下、长期泡在过热的浴

缸里，或者习惯吃很多辛辣油炸的食物，这些都会让你的身体变得"过热"。结果你会发现自己容易出现腰酸背痛、睡不好觉，甚至口干舌燥，这些都是身体在告诉你："嘿，你的肾气快撑不住了！"

别忘了，肾之脏象在中医中负责调节人体的水液代谢，过热会增加水液消耗，导致津液不足，使肾脏无法正常调节水液代谢，进而影响肾气运行，出现渴望饮水、口干舌燥等症状。过度发汗也会损耗人体的肾精，导致肾气亏虚。因此，从中医角度来看，保持身体阴阳平衡、避免长期处于过热环境，是固护肾气的关键措施之一。

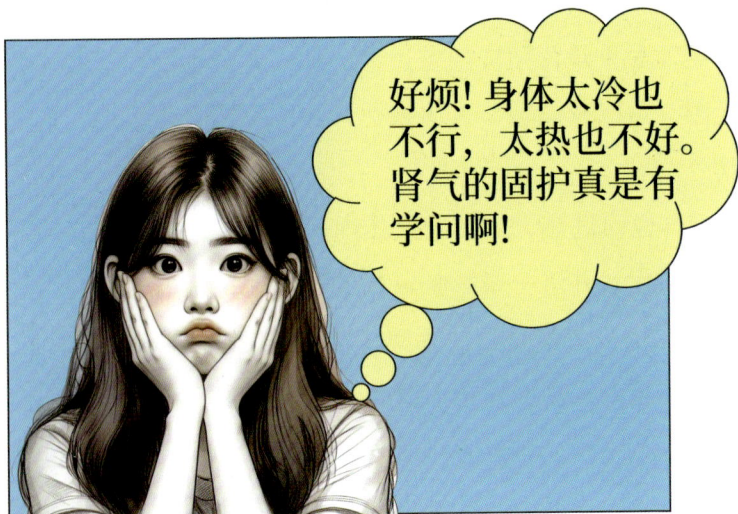

好烦! 身体太冷也不行，太热也不好。肾气的固护真是有学问啊!

怎么保护好肾脏这个"凉爽空调系统"呢？首先，避免让自己长期处于过热的环境，比如夏天要多喝水，适时避开烈日；饮食方面，可以选择一些清凉的食物，如绿豆汤、西瓜等，这些都能帮助你的身体降温，避免肾气被过热损耗。还有一点很重要，不要过度发汗，比如泡温泉太久或运动过度后，马上补充水分是很有必要的。

总之，过热就像是你的"敌人"，会偷走你的肾气，让你变得没有精神。所以，记得适当保持凉爽，让你的肾气保持满格状态，才能让你轻松应对生活中的每一天！

⑪ 午休一会儿，
补足你的肾气能量

　　知名的英国前首相丘吉尔深信午睡对于维持头脑清晰、恢复体力和提振精神至关重要。

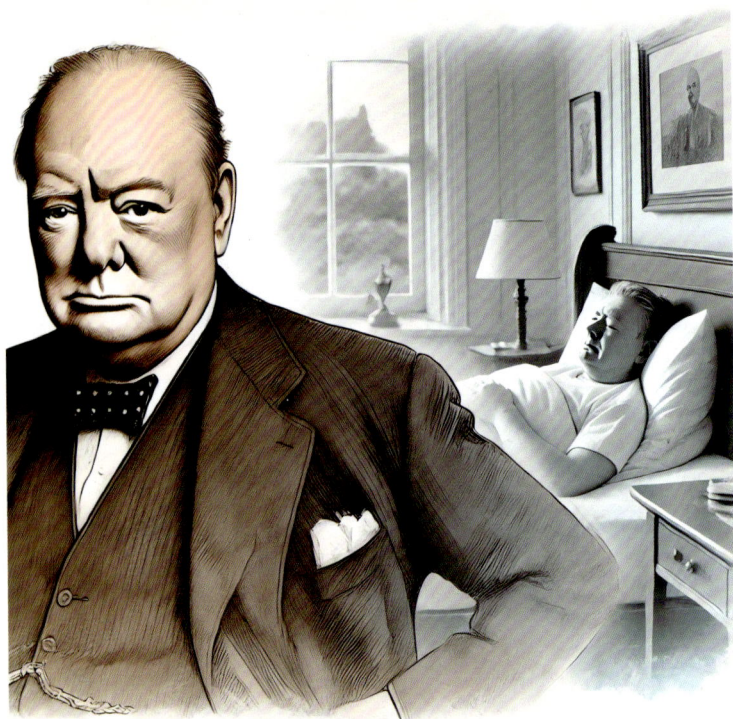

他早在一战期间担任海军第一大臣时就养成了这个习惯，并且在成为英国首相后依然坚持，甚至在德国纳粹轰炸伦敦的紧张时刻也不例外。无论外界如何危机四伏，邱吉尔都会在午餐后返回位于地下办公室的卧室，换上睡衣，安心地休息一至两个小时。他的这一作风，虽然在今天看来略显滑稽，却是他保持领导力和决策能力的关键。

邱吉尔的贴身男仆法兰克·索耶透露，午休是邱吉尔每日例行活动中不可变更的"铁律"，不论外界发生什么，他从不会错过这段宝贵的休息时间。这种坚持午睡的态度不仅使邱吉尔得以保持精力，甚至在他面对纳粹轰炸时仍然从容不迫。这种冷静自若的行为也无形中激励了他的内阁成员和军官们，让他们在动荡的战时局势中感受到一种特殊的稳定感。

丘吉尔的午睡不仅是个人健康管理，更是一种精神力量的表现。在国会中打瞌睡或许是一回事，但在炸弹威胁下仍然坚持午睡，无疑展现了他对部属的信任，以及他对未来充满希望的信心。丘吉尔坚信，黑暗的日子终将过去，而他的这种信念，通过他不受外界威胁影响的午休习惯，体现得淋漓尽致。

午休其实不需太长时间，就像手机快充一样，20到30分钟的小睡就能让你的身体恢复活力。当你午睡的时候，身体会进入一个短暂的修复期，肾脏在这时候得到放松，肾气也会自然而然地补充。你可能没注意到，下午工作时，如果感觉精神不济，腰酸背痛，很可能是因为上午消耗了太多肾气，这时候如果有短暂的休息，肾气就能慢慢恢复，让你重新恢复活力。

有趣的是，中医还讲求"阴阳平衡"，《黄帝内经》中的《素问·生气通天论篇第三》中说："阳气者，精则养神，柔则养筋。"中午这段时间是阳气最旺的时候，如果我们能适当休息一下，会帮助身体阴阳调和，让阳气不会过度消耗，肾气也能跟着保存。换句话说，午休就像是给身体一个"打开省电模式"的机会，让身体有时间自我修复。长期累积下来，你会发现自己的精神状态变得更好，身体不再那么容易疲倦，甚至晚上睡觉也更安稳。

对于许多人来说，午休可能是一件奢侈的事，特别是在忙碌的现代生活中，但其实，只需要短短几分钟的闭眼养神，就能大幅提升你的肾气能量。想象一下，哪怕只是在午饭后靠着椅背休息一下，这种"迷你午睡"也能让你的肾气恢复一部分活力。肾气的强弱，直接影响人体的精力、耐力、免疫力及各种生理功能。午休在中医养生理论中被视为一种有效补益肾气的方法，尤其在日常压力大、工作繁忙的现代社会，通过午休来调养肾气显得尤为重要。

　　所以，别小看午休的力量！下一次当你感到疲倦时，试着闭上眼睛、静静休息几分钟，你会发现，这短短的时间真的能让你满血复活，补足你的"肾气电量"，下午也能精神百倍地应对各种挑战！

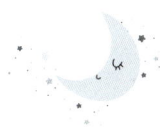

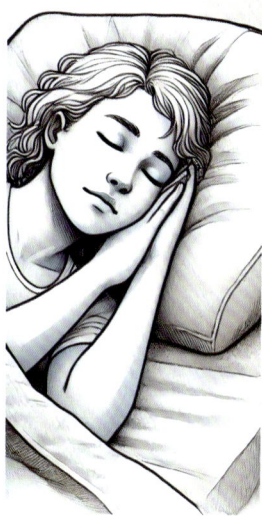

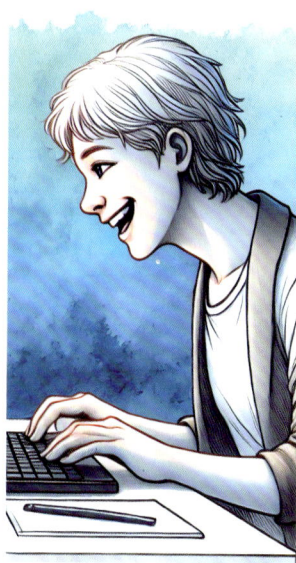

⑫
泡泡脚，
肾气温暖得刚刚好

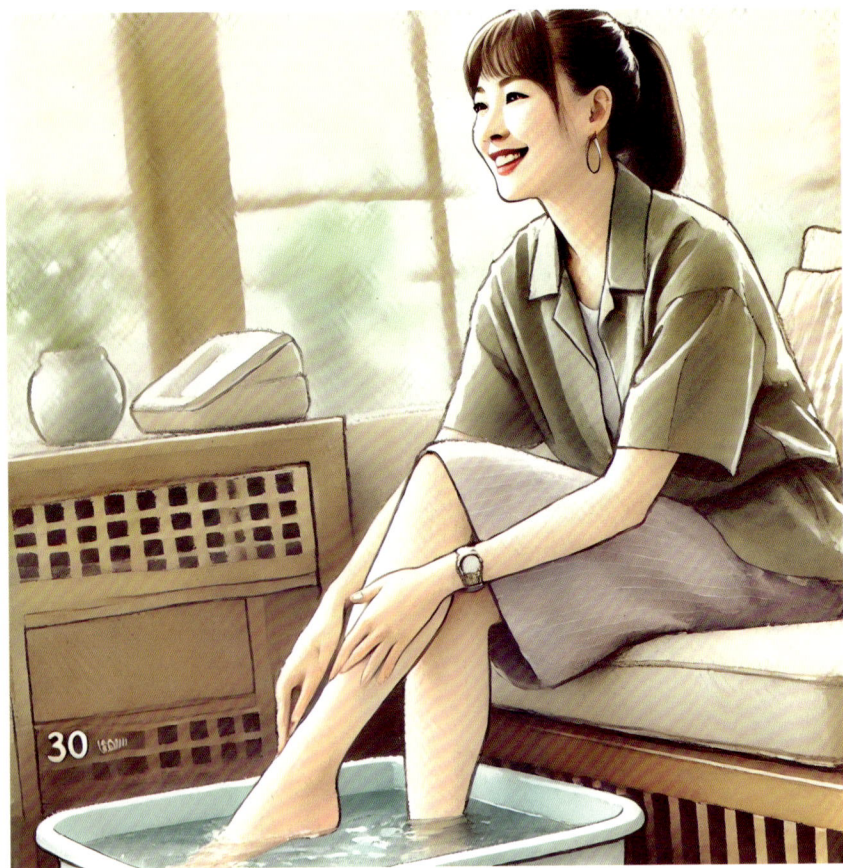

"忌寒保暖"是笔者最早学医时学习到的养生重点。这是常保健康的重要原则。

在中医理论中，肾脏是人体的"先天之本"，负责藏精、司水液代谢和维持人体生命活动的基础。肾气的重要性不言而喻，它主宰了人体的健康状态，而"肾气温暖"则是维持肾气充盈的重要条件。肾脏喜温而恶寒，寒邪容易侵袭肾脏，导致肾气不足，进而影响整体健康。古代中医认为，保持肾脏的温暖有助于促进血液循环、强化肾气，从而提高抵抗力。

你是否曾经在寒冷的冬夜，感到双脚冰冷无法入睡？如果是的话，泡泡脚就是你最好的朋友！尤其是当我们感到疲劳或压力大时，泡脚不仅让全身暖和起来，还能让你感觉舒适又放松。这么做对于肾气来说更是大有益处。简单来说，泡脚就像给你的肾气来了一次"温暖补充"，让它刚刚好。

根据经络理论来说，"肾主水，足底通肾经"，也就是说，肾脏的健康跟脚底密切相关，尤其是脚底有个特别重要的穴位，叫作"涌泉穴"，这里是我们身体精气的源头之一。当你把双脚泡在温热的水里时，不只是让双脚感觉暖和，还能刺激这些关键穴位，帮助身体把热气输送到全身，尤其是使肾气得到保护。我们的足部是足三阳经、足三阴经交会之处，泡泡脚，就像是当你手机电池快没电时，给你来了一个快速充电，一泡下去，肾气暖洋洋的，精神也恢复得刚刚好。

泡脚，特别是在秋冬或寒冷的时节，正是一种温肾护肾的重要手段。足部在中医学说中有着特殊的地位，足底集中了人体的许多经络和反射区，与内脏器官相连。肾经的起点位于足底，涌泉穴被认为是人体精气的源头之一。因此，泡脚能够通过温暖足部，刺激肾经，从而温补肾气，调整人体的阴阳平衡。

从现代医学角度来看，泡脚能促进全身的血液循环，尤其是在寒冷季节，脚部容易受凉，影响整体的血液流动。泡脚不仅能缓解脚部寒冷感，还能改善末梢血液循环，增加体内的供氧，帮助身体放松，减轻压力。此外，通过水温的调节，泡脚可以直接刺激足底的神经末梢，促进肾脏和其他内脏器官的功能，达到保健的效果。《苏沈良方》中说道："……一是实证故忌浴，一是虚证故宜浴足。以用药而论，前证自宜清凉，后证非补气活血不可。"

除了让身体感觉温暖，泡脚还有一个特别大的好处，那就是放松心情！当你泡在热水里，身体的血液循环会变好，压力也会随之减少。尤其是长时间工作后，泡个脚不仅能帮助你缓解疲劳，还能让你睡得更香。就像是每天忙碌过后，给自己一个温暖的"小时光"，让你重新充满活力。

　　笔者的一位亲家公活到九十六岁，他的养生之道就是每天去他家附近的公共温泉泡脚。笔者也曾去那个温泉泡脚，泡完之后通体舒畅。这是养生的好方法啊。

　　所以，下次当你觉得脚冷、累了，记得泡泡脚吧！这不只是给你双脚一个舒服的享受，还是在给你的肾气加温、补充能量。简单的泡脚，就能让你暖到心里、精力充沛，帮助你应对接下来的每一天！

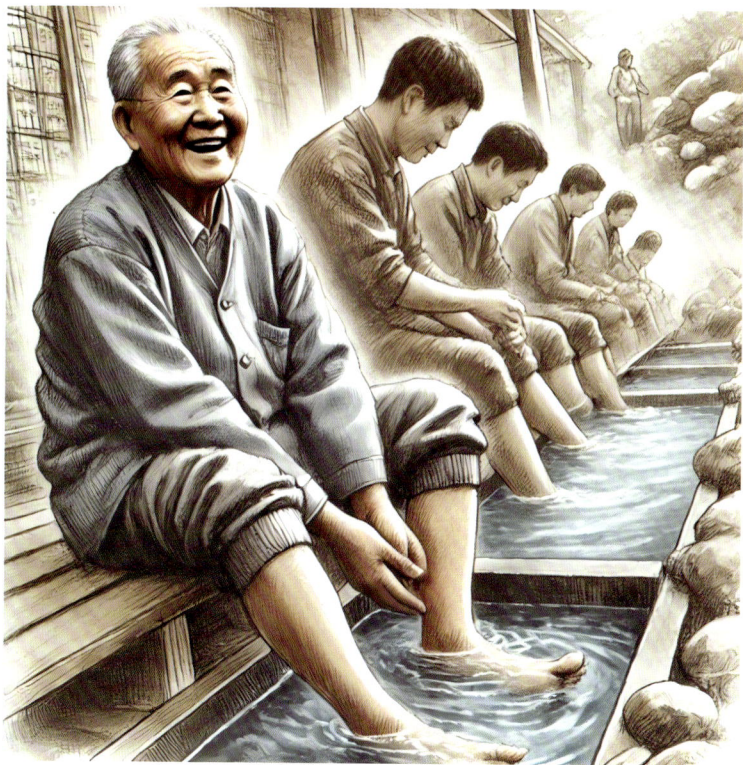

⑬
电子产品少看点，
肾气更不容易受伤

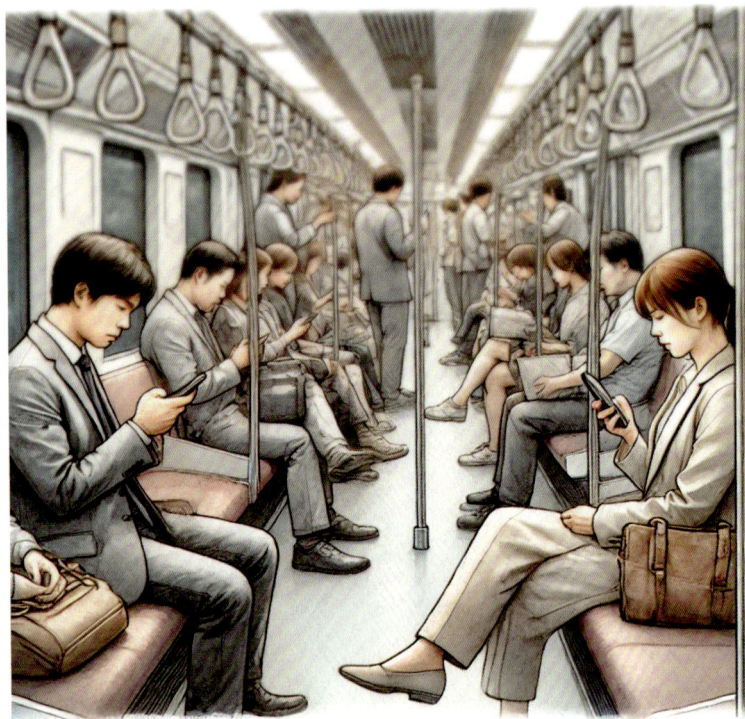

　　中国古代，许多养生专家非常重视眼睛与精神的保养。
例如，唐代名医孙思邈的《备急千金要方》中说："目者五脏六腑之精也，营卫魂魄之所荣也"这句话说明了保护眼睛的重要性，尤其是长时间用眼会影响精神状态。类似地，古代学者也提倡多看自然景物，如远山、流水，这有助于眼睛的放松和精神的调节，从而达到养生效果。这种养生智慧在今天依然适用，尤其在我们面对电子屏幕的时代。

你是否有过这样的经历：盯着手机、电脑屏幕看了好几个小时，突然觉得眼睛干涩、头昏脑胀，整个人都没力气？这不仅是眼睛疲劳，还可能让你的肾气偷偷溜走！"电子产品少看点，肾气更不容易受伤！"这句话听起来像是古老的忠告，但其实有很深的道理。在中医理论中，肾气是维持人体生命活动的根本力量，与人的生长、发育、生殖等功能密切相关。肾主藏精，精气是生命的根本动力，因此，肾气的保养对于人体健康至关重要。过度使用电子产品，尤其是长时间接触蓝光、电子辐射等，对人体的肾气具有消耗作用。中医认为，过度耗费眼睛和精力，会损伤肾精，进而影响肾气的运行。

现代人每天花很多时间盯着手机、电脑、电视等电子产品，结果眼睛累得不行。根据中医的说法，眼睛跟肾脏有很大的关联，长时间过度用眼，会直接影响你的肾气。肾气就像是你身体的"能量库"，当你消耗太多眼力和精神时，肾气也会跟着被耗损。就好比你的手机电量用光后，就会变得无法运作，身体也是一样，肾气虚了，整个人会变得没精神、容易疲倦。

　　肾气的强弱与五官、特别是眼睛、耳朵等器官的功能密切相关。长时间盯着电子屏幕，会对眼睛和精神产生过度的负荷。眼睛与肝脏密切相关，肝主疏泄，肝血充足才能使眼睛明亮健康，而"水生木"，肝（木）血不足或长期疲劳，会大量消耗并影响肾气（水）的充盈（这是"泻子而令母虚也"），导致肾气虚弱。

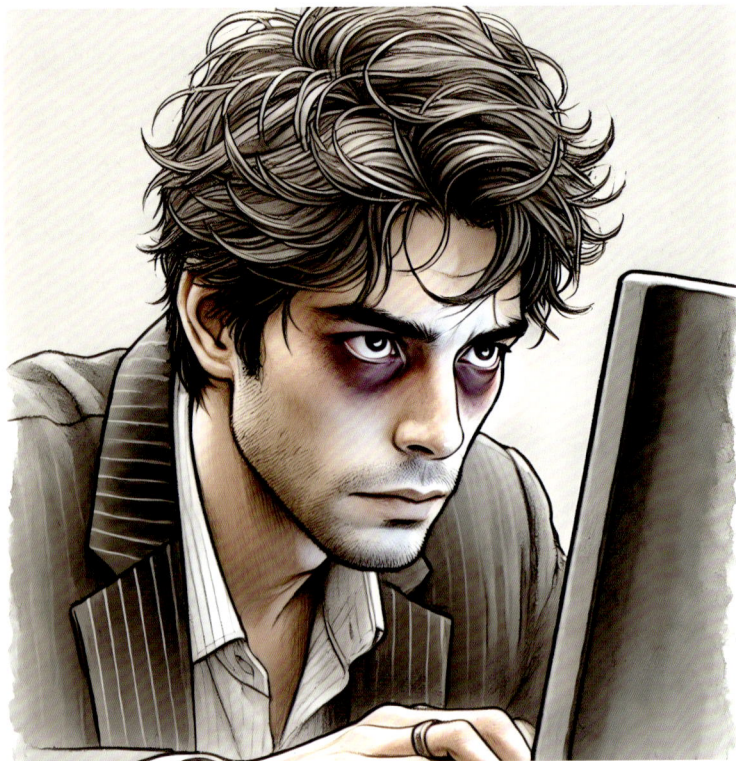

我们的肾气负责很多重要的事，比如让我们有足够的体力和免疫力来应对日常的压力和挑战。可是，当你每天长时间盯着屏幕，眼睛疲劳，头脑不堪负荷时，肾气就会逐渐被消耗掉。你可能没注意到，当你感到眼睛干涩、视力模糊时，其实这也是肾气在发出"求救信号"。

那么，该怎么做才能保护好肾气呢？很简单！少看点电子产品，给眼睛和脑袋一些休息时间，这样你不仅能保护眼睛，还能让你的肾气不再过度消耗。你可以试试"20-20-20"法则：每使用电子产品 20 分钟，休息一下，看远处至少 20 英尺的地方，休息 20 秒。这样不但能减少眼睛疲劳，还能让你保持清醒和活力。

最重要的是，记得给自己定期放个"数位假期"，比如说，晚上少用手机、少追剧，试着放松身心，这样你的肾气就能慢慢恢复，让你有更多精力去享受生活。聪明的养生之道，就是懂得适时放下手机，让自己和肾气都能充电，随时保持最佳状态！

⑭ 深呼吸——固护肾气的重要一招

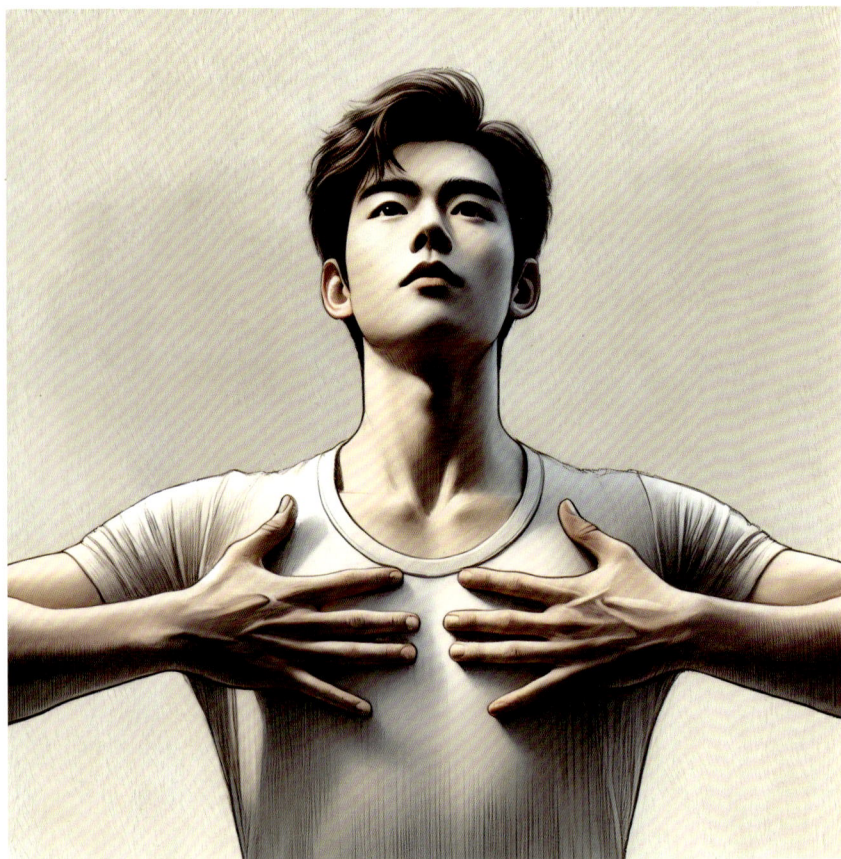

　　你是否曾经觉得疲惫不堪，感觉体力和精神都被透支了？这时候，你可能需要来一个深呼吸，给你的肾气一个"能量补充"！别小看深呼吸，它其实是固护肾气的一个大法宝，让你能更有精力应对一天的挑战。

　　深呼吸简单易行，却对于身体有着神奇的效果。你知道吗？我们的呼吸和肾气有着密切的关系，当你深深地吸一口气时，肾脏就像是"能量库"，负责把吸进来的新鲜空气（也就是我们的"气"）保存起来，并分配到全身各个角落。如果你长期只做浅呼吸，吸进的空气不足，肾气也会跟着变得虚弱，你就会觉得累、无精打采，甚至腰酸背痛。

　　深呼吸能够帮助调整气机，让肺吸入的气可以更加充分地纳入肾脏，从而增强肾气的运行，达到补肾的效果。在中医学的经络理论中，肾经与呼吸相关的肺经互相配合，通过深呼吸，刺激经络中的气血运行，能够促进肾脏的功能，强化气血循环。同时，深呼吸有助于降低体内的压力荷尔蒙，减少对肾精的消耗，这也是固护肾气的重要一环。

　　有趣的是，《本经疏证》一书中说"肺主出气，肾主纳气"，也就是说，肺是负责吐气的，而肾则负责吸入气，这是倪海厦先生常告诉我们的中医基础知识。所以，当你进行深呼吸时，其实就是在帮助你的肾"补充能量"，让它有足够的气来滋养全身。你可以把深呼吸想象成是给肾脏做了一个小小的"运动"，让它能够更好地运作，维持你的活力。

当然，这里所说的肺肾之出气纳气并不局限于呼吸之空气，而是广义的支持人体运行之气。否则，你就会迷惑，为什么肺也可以吸纳空气却只主出气，而肾并不与空气相通却主纳气。本质而言，所谓肺肾之出气纳气，描述的是建立在呼吸基础上的人体气血大循环，肺所吸入之氧气，要想深入人体，必赖肾之吸纳归根之力，而肾中代谢废物之排出，亦赖肺之呼出宣散之力。濒死之人，呼吸必浅，因为肾不纳气；风寒表证，小便却可不利，因为肺失宣散。所以，《黄帝内经》才说"肺为气之主，肾为气之根"；《难经》亦言"呼出心与肺，吸入肾与肝"。这些经典中说的其实都是一个意思，其中的呼吸之气都是广义的、深层次的气，包括但不限于空气。

生活中，我们可以随时随地来几个深呼吸，比如早晨醒来时，或者工作累了、觉得压力大的时候。试着深吸一口气，然后慢慢地吐气，你会发现整个人都轻松了很多，压力减少了，肾气也随着呼吸变得充盈起来。这就像是给自己按下了"重启键"，让你重新充满能量。

最棒的是，深呼吸不需要任何特殊的器材或时间安排，只要你愿意，它随时随地都可以进行。就算在办公室里，坐着公交车，或是走路时，你都可以做几次深呼吸，这样能让你保持清醒，充满精力，甚至感觉肾气变得更强大了！

所以，下次当你感到累了，试着来几个深呼吸，让你的身体和肾气重新充满能量，这不仅让你感觉精神饱满，也能帮助你保持健康的身体，应对每天的挑战！

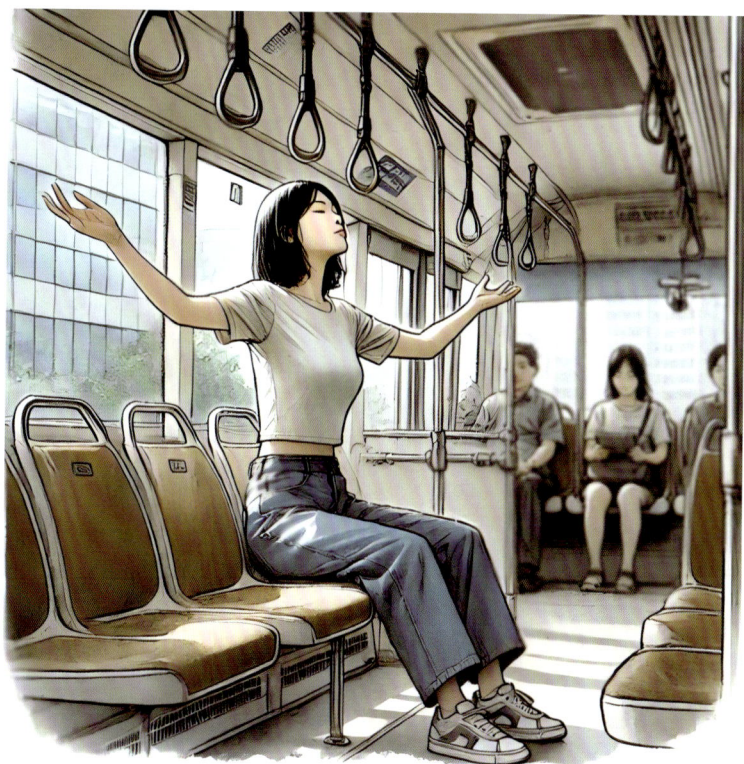

★ 强化呼吸的宝瓶气 ★

这里向大家介绍一套养生法，称为宝瓶气。

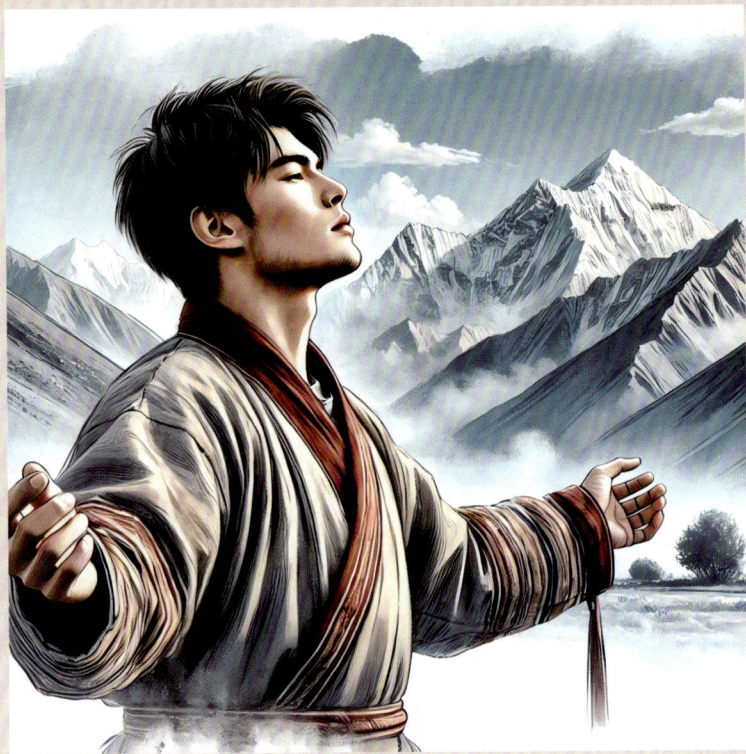

宝瓶气是一种来自西藏修行之人的呼吸锻炼法，主要为了增强肺部功能，对于提升肺活量、改善肺部功能具有

显著效果。肺脏是人体中较为娇弱的器官，因此不建议随意进行肺部锻炼，但宝瓶气是个例外。这种练习方法简单易行，对于现代人来说，非常适合因时间有限而无法进行复杂养生练习的人。接下来，我将详细介绍宝瓶气的实施要点与练习方法。

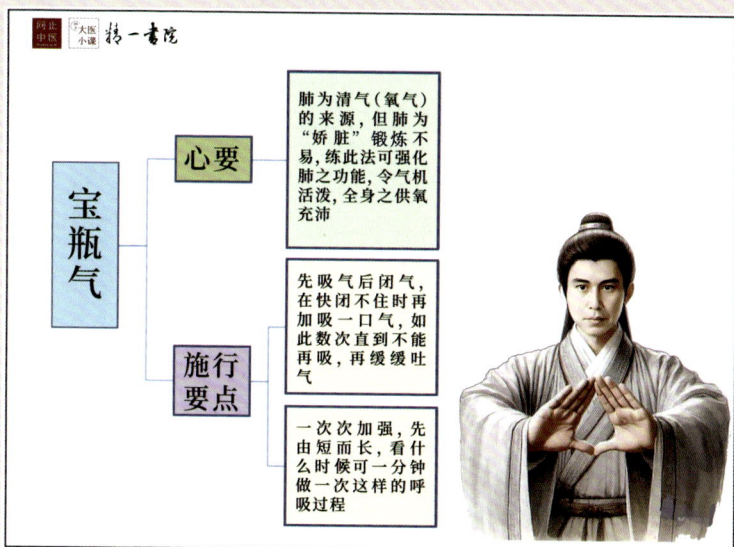

宝瓶气练习的核心在于"吸气、闭气、再次吸气"，目的是让肺部得到充分展开，促进肺泡的恢复与活化。首先，深吸一口气后，闭住气息，并忍耐一段时间，直到感觉难以忍受时，继续再次吸气，而非吐气，反复数次直到极限，

再缓缓呼气。这样做的目的，是让肺部中的气体不断增加，促使每一个肺泡被充分打开，尤其是对于那些气血不足、肺泡萎缩的人来说，这种练习可以让肺部得到一个完全展开的机会。

当你反复进行吸气和闭气时，肺部的氧气逐渐被交换，这种过程不仅能够增加肺泡的弹性，也有助于提升肺脏的吸氧能力。许多人在经过一段时间的练习后，会发现自己说话更加有力，呼吸更加通畅。对于那些经常感到肺虚、说话有气无力的人来说，宝瓶气是一个很好的改善方法。每天只需要抽出短短的时间进行练习，就能对肺部健康产生明显的帮助。建议每天早晚各练一次，有些人甚至可以早、中、晚三次进行练习，随时随地进行都非常方便，例如乘坐公共交通工具时，或在等候时，都可以进行宝瓶气的练习。

练习时，当你吸气后闭气，并重复几次后，当忍耐到无法再憋住气时，再将气呼出，这样你会感觉到一股从未有过的深呼吸畅快感。这就是宝瓶气的神奇之处，它不仅能促进肺部的运作，还能够帮助你增强全身的气血循环。由于现代人多数长时间处于空调环境或缺乏锻炼，肺部容易萎缩或气血不足，而宝瓶气正好能够帮助解决这些问题。

有些人在练完宝瓶气后会出现咳嗽的现象，这是因为他们的呼吸系统可能存在某些问题，练习后呼吸通道被打开，从而引发咳嗽。这并不需要担心，随着持续练习，这种现象会逐渐减少，肺部功能也会逐渐改善。宝瓶气的好处是随时随地都可以练习，无须任何特殊的器材或环境，这使得它成为一个极其方便的养生方法。

除了改善肺部健康，宝瓶气对于提高耐力、增强气血流动也有间接的好处。为什么西藏的修行人特别重视宝瓶气的练习？这与他们生活在高海拔、空气稀薄的环境有关。在这种环境中，人体容易缺氧，因此通过宝瓶气来增强肺部功能，以适应高原缺氧的生活环境，让他们即使在稀薄空气中也能保持良好的体能。

对于一般人来说，宝瓶气同样是一种能够促进健康、延年益寿的锻炼方法。在中医理论中，肺脏是"五脏六腑之华盖"，意味着肺部健康对于整体健康的维持至关重要。肺气充足则能保护胸中"一口气"，这也是延年益寿的关键所在。

此外，有人可能认为多做深呼吸就足以增强肺功能，但实际上，单纯的深呼吸的作用还是有限的，宝瓶气的效果则更大。深呼吸只是在一次呼吸的过程中进行深吸，而宝瓶气则要反复进行闭气和吸气，通过不断积聚气体来达到完全充满肺部的效果。这种方法能够更有效地激活肺泡，并促进整体的气血运行。

总结来说，宝瓶气是一种简单且有效的锻炼方法，无须任何工具，随时随地都可以进行。它不仅能增强肺功能，还有助于延年益寿，对现代人的健康保健具有极高的价值。对于那些长期处于肺虚状态的人，宝瓶气能够帮助他们恢复活力，增强抵抗力，甚至还能强化肾气，对全身的健康带来裨益。

⑮ 运动别太猛，
固护肾气得悠着点

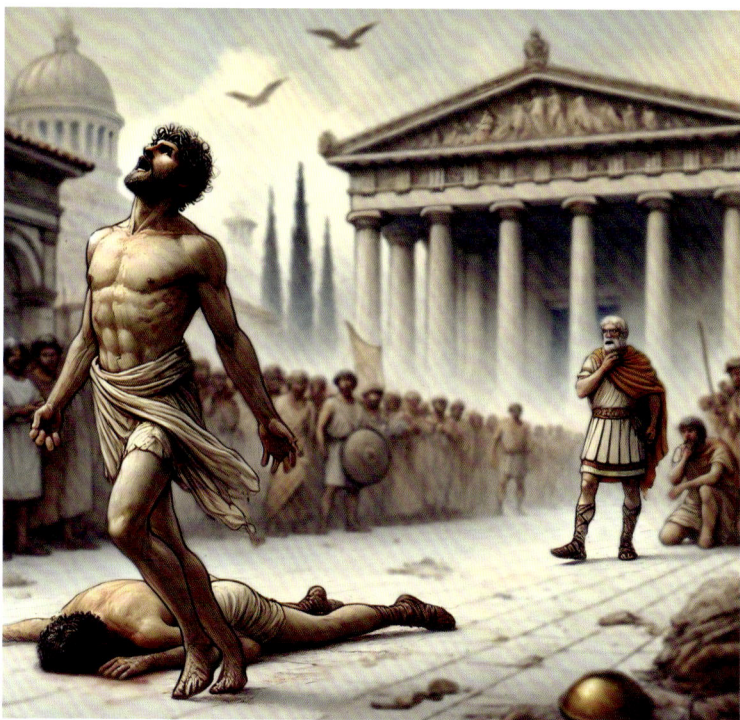

　　历史上第一位马拉松选手的故事源于古希腊，这是
马拉松比赛名称的起源，也是关于一位名叫费迪皮兹

(Pheidippides) 的士兵的传说。

　　根据古代传说，公元前 490 年，雅典与波斯军队在马拉松平原发生了一场重要的战役，称为"马拉松战役"。当雅典人击败了波斯军队后，雅典政府迫切需要将胜利的消息传回雅典城。据说，费迪皮兹是一位信使，他奉命从马拉松平原跑回雅典，将胜利的消息告知当地的市民。

　　费迪皮兹一路奔跑，总距离大约为 40 公里（25 英里），相当于今天的马拉松赛程。他抵达雅典后，报告了"我们胜利了！"（希腊文：νενικήκαμεν，意即"我们已经赢了！"），随即因为极度的疲劳而倒下，据说当场过世。

　　想象一下，你的肾气就像是一部手机的电池。每天都有有限的"电量"，适当的活动和运动可以帮助你保持活力，但如果你不小心把电量过度消耗了，身体就会开始罢工，特别是你的"肾气"这个内在的能量库。如果你每次运动都像是参加马拉松，结果就是累到浑身没力，肾气也跟着变虚了。别忘了，在中医理论中，肾气是维持人体生命活动的根本力量，负责调节人体的生长、发育及精气的储藏。肾主藏精，精气的充盈与否，直接影响着人体的健康与生命力。适度的运动有助于促进气血运行、强健体质，但运动过度，则容易损伤肾气，进而导致气血亏虚，影响整体的身体机能。过度激烈的运动会消耗过多的精气，尤其是肾精。肾精是人体先天之本，它的功能是负责储藏人体的元气，并调节身体内外的平衡。运动过度，气血供应不足，可能会损耗肾精，导致肾气亏虚。当肾气不足时，身体的免疫力和耐力会下降，长期下去可能引起腰膝酸软、疲劳乏力，甚至影响生殖功能与精力水平。

有句话说得好："运动别太猛，固护肾气得悠着点！"这句话的意思是说，运动当然重要，但不能过度，要悠着点。比如，你的身体就像一台车，肾气是油箱里的燃料。适当开车，油量会够用，但如果你一路狂奔，不停踩油门，油箱很快就会见底，结果车子不仅不能顺利开到目的地，还可能抛锚！

适度的运动就像是在帮你的"内燃机"调整状态，让身体顺畅运行，但如果运动过度，会让你的肾气消耗得太快，尤其是高强度的运动。你可能一时觉得"累了还可以撑一下"，但其实这样很容易伤到肾气。运动过猛的人，常常会发现自己越来越容易疲惫，腰也开始酸，甚至感觉精神跟不上，这些都是肾气受损的征兆。

《黄帝内经》指出："肾者，作强之官，伎巧出焉。"这意味着肾气的充足对于维持人体的强壮和活力至关重要。因此，保持肾气的稳定需要合理运动，不能过于激烈。长时间的高强度运动不仅会加重肾脏的负担，还会导致气血运行不畅，出现肌肉劳损、疲惫不堪等问题。

因此，运动应该适量适度，并考虑个人的体质状况，尤其是肾气不足或体弱的人，更要避免过度激烈的运动。运动强度应该循序渐进，并搭配适当的休息和营养补充，以免对身体造成过度的压力和损伤，这样才能在促进身体健康的同时，固护肾气，维持人体内外平衡。运动的关键是找到平衡点，不求多，也不求太猛，让自己的身体和肾气保持在最佳状态，就像让手机电量维持在 80% 以上，随时准备应对生活中的挑战。

所以，别再觉得运动要拼尽全力，适当的运动和休息才是保持健康、保护肾气的好方法！

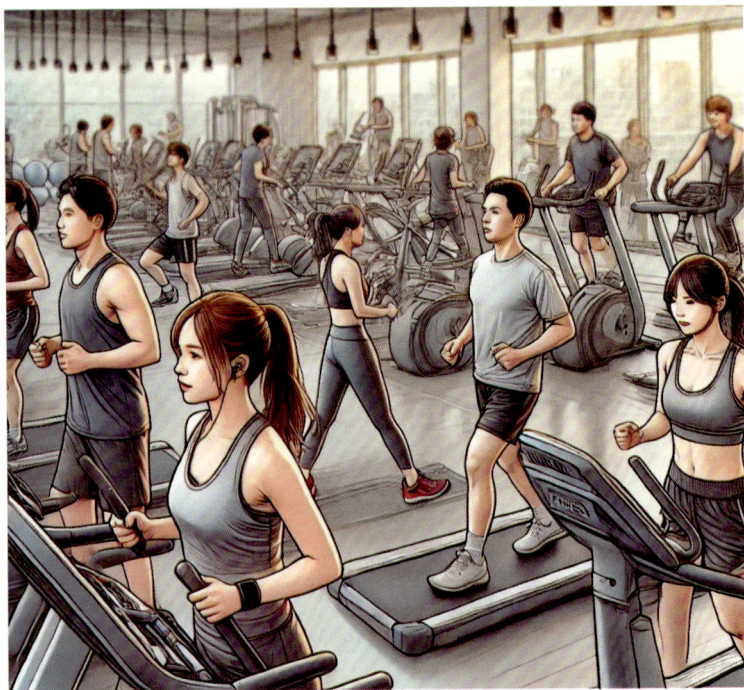

⑯
起床护腰肾运动让你活力满满、肾气旺

　　每天早晨起床后，来一套简单的护腰肾运动，你就会感受到满满的活力，肾气充足，整天都精神饱满！为什么这么说呢？因为我们的肾脏可是"人体的发动机"，负责给身体提供源源不断的能量。特别是腰部，跟肾脏密切相关，经常运动腰部就等于在给肾脏"充电"！笔者认识的很多中医师前辈，他们在早上醒来之后都先不忙着起来，而是先在床上做一套"晨起护腰肾运动"，这是固护肾气很重要的方法喔！

　　早上刚起床的时候，肾脏和腰部可能还没完全"醒来"，这时候做一些简单的护腰运动，如轻轻转腰、揉腰或者做做伸展，能够让腰部的肌肉和肾经活动起来。你可以试试，双手放在腰两侧，轻轻地揉几分钟，感觉整个腰部都变暖和了。这时候，你的肾气也跟着"打开"，整个人开始充满能量啦！

　　"晨起护腰肾运动"的重点在于激活肾经与强化腰部的运动。根据中医理论，肾经通过腰部，因此腰部的活动对肾脏的保养至关重要。早晨是人体阳气升发的时段，进行适当的腰肾运动能够帮助促进气血循环，温煦肾阳，提升肾气。这些运动可以包括腰部按摩、腰部伸展、腿部锻炼等，有助于促进肾脏的气化功能。具体来说，护腰肾的运动如"揉肾俞穴"（位于腰部两侧的肾经穴位）可以直接刺激肾经，帮助激活肾气，增强腰部的力量和灵活性。其他如"早晨拉伸""仰卧起坐"等运动，通过伸展腰部肌肉，改善气血循环，促进肾脏的精气运行。以下是本书要和大家分享的几个重要"晨起护腰肾运动"：

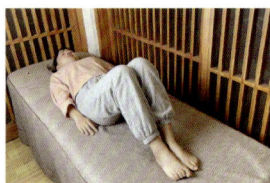

1.背贴在床上,腿屈起来,脚底贴床上。

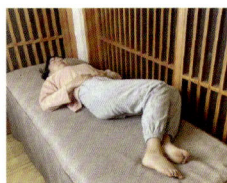

2.腿左右来回摆动,腿两边都摆到最底,可以做10~20下。

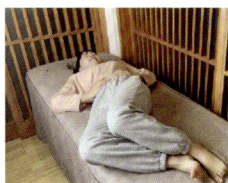

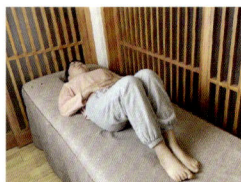

3.腿也是左右摆动,但当腿碰到床以后,对侧的肩膀跟着翻起来,让身体变成侧躺姿势。然后翻回到正躺,另外一面也一样,腿下去碰到床,肩膀再起来。每次10~20下。

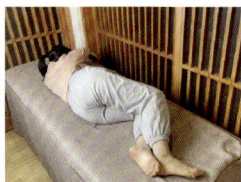

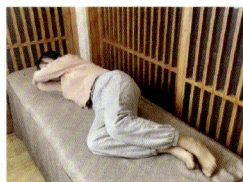

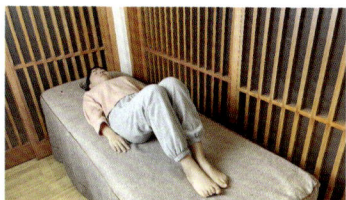

1. 背贴在床上, 腿屈起来, 脚底贴床上。

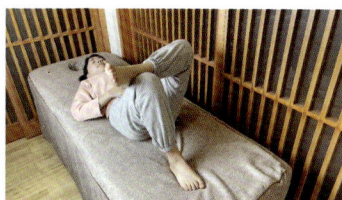

2. 把其中一只脚靠近脚踝的位置放到另一只大腿靠近膝盖的位置上。

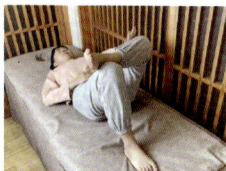

3. 用手把上面这只腿的膝盖往下压, 压完之后再往上拉, 拉完之后再摇一摇让它放松。

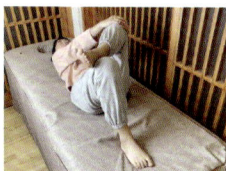

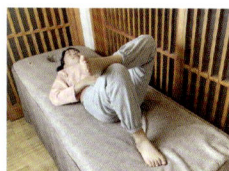

4. 然后左右脚交替做。

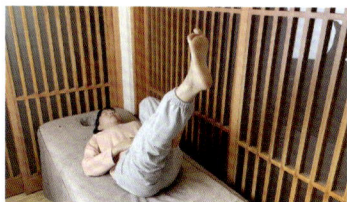

1. 背贴在床上, 双脚举起来, 像踩脚踏车一样, 双脚在空中踩脚踏车。

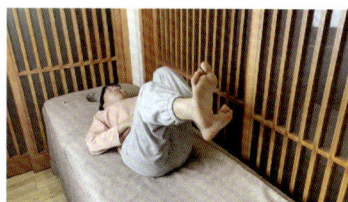

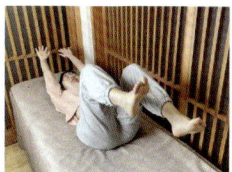

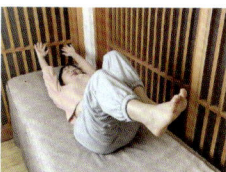

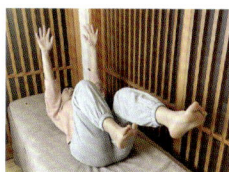

2. 脚踩的时候, 手也可以跟着动, 一起带动整个腰的两侧肌肉上下动。

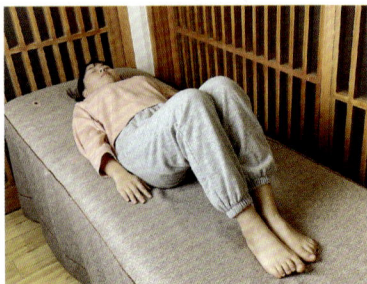

1. 与前一样背贴在床上，腿屈起来，脚底贴床上。

2. 双脚向下用力，把腰撑起来，再轻轻地把腰压下去。

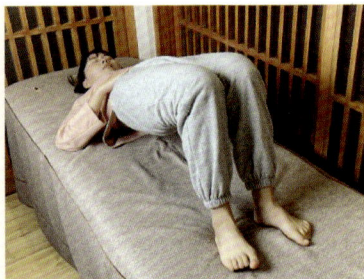

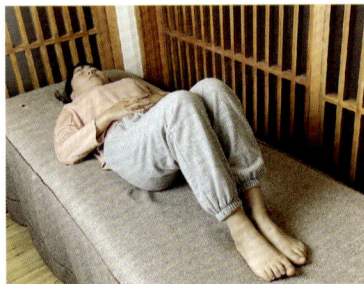

3. 抬起来，压下去，大概做10组。

扫码学做操

不信你可以每天试试，早上拉伸腰部做几个小运动，比如轻轻往前弯腰，伸展腿部，这些动作可以促进血液流动，让气血更好地运行到全身。而且，不需要很复杂的动作，只要几分钟就可以让你觉得腰部轻松，身体舒服。这不仅能防止腰酸背痛，还能够滋养肾气，让你的肾脏"加满油"，一整天都充满活力！

为什么护肾气这么重要呢？因为肾气可是管着你身体的大部分能量来源，当肾气充足的时候，你会感觉精神饱满、思路清晰、工作效率高。而如果肾气不足，你可能会感到疲惫不堪，甚至腰酸背痛，这都是肾气虚弱的表现。所以，早上起床后，别急着投入忙碌的工作，花几分钟做做护腰运动，会给你的身体带来意想不到的好处。

总之，早上做一点小运动，就能让你的一天充满能量，不仅保护了肾脏，还让身体更健康！让你的"发动机"——肾脏保持强劲，精神状态自然会跟着提升，对于工作、生活都能轻松面对！

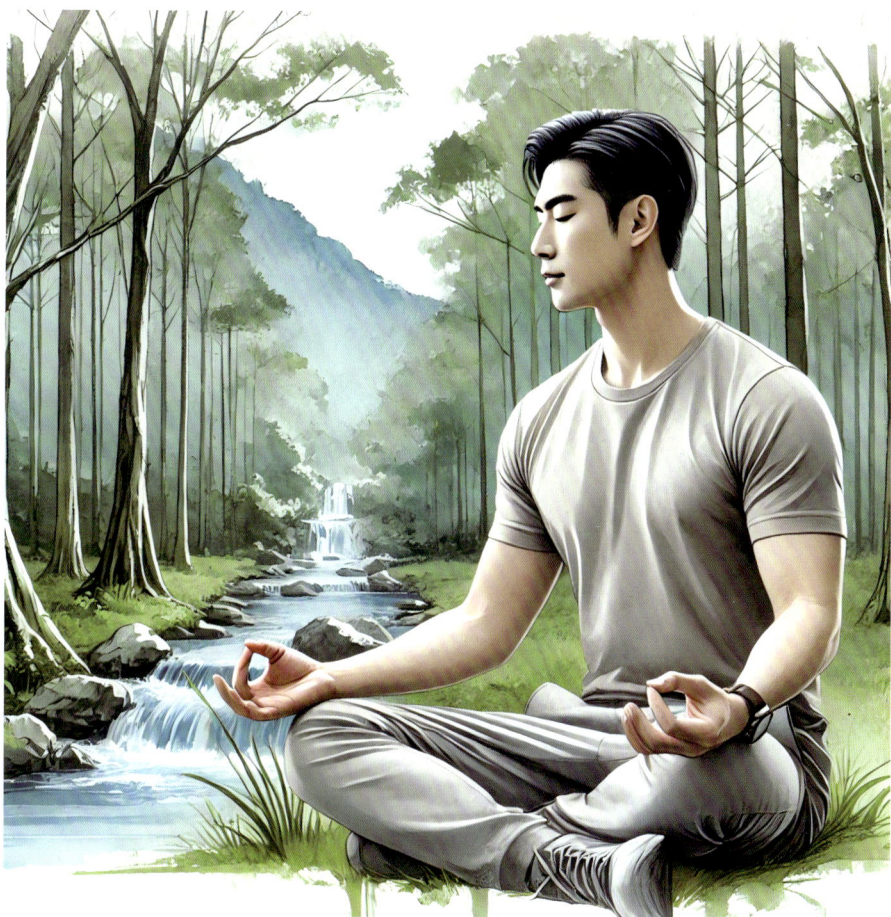

第二篇

调摄七情　息息归元

⑰ 心情愉快，肾气自然饱满

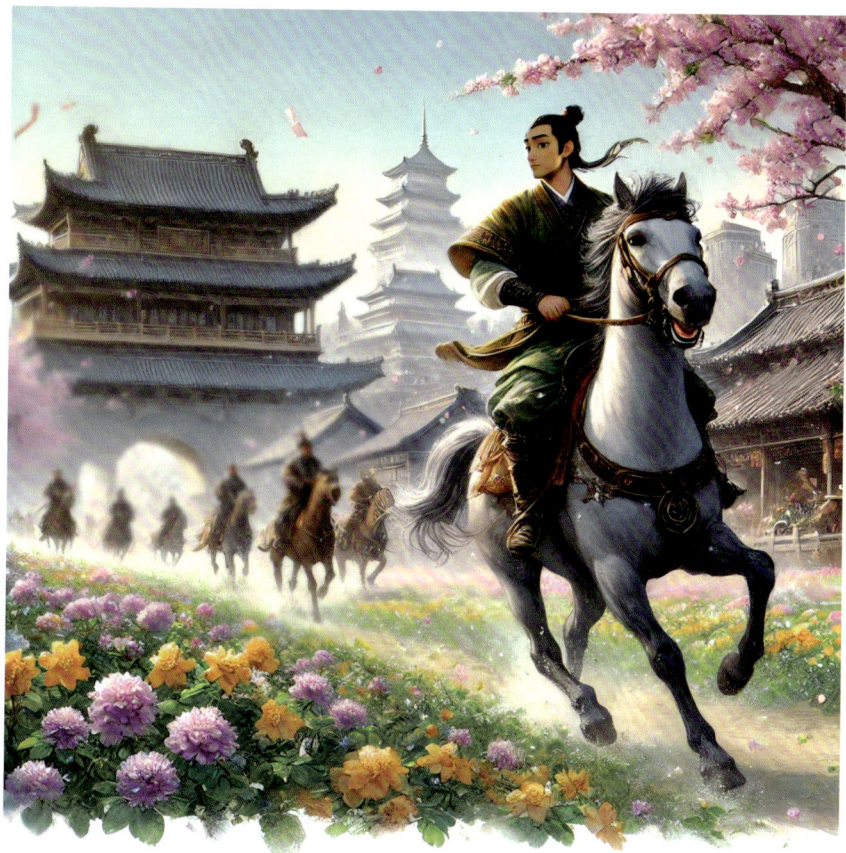

"春风得意马蹄疾，一日看遍长安花"这句诗描写了诗人在春风和煦、心情愉悦的时刻，骑马飞驰于长安城内，欣赏繁花美景的情境，表达了诗人因功名成就和得意而心情舒畅的感受。在中医理论中，情志与气血密切相关，当人处于愉快、得意的情绪时，气血运行畅通，肾气也会因此充盈饱满。

这种心情的轻快和自在，让全身的气机调和，气血流动顺畅，进而滋养五脏六腑，尤其是肾脏。肾主藏精，当气血畅通时，肾气得到充分的滋养。诗中描绘的得意心情，就像春风拂过河流，使之更加澄澈和丰盈一样，愉快的心境使肾气充盈。当肾气饱满，人体的精力与活力就能保持在最佳状态，让人精神抖擞、充满生机。因此，这种愉快的心情，能有效促进肾气的充盈。

我们常说"笑一笑，十年少"，这句话可不只是说说而已，保持开心的心情真的能让你感觉精神更好，甚至对身体的健康也有很大的好处！尤其是对我们的肾气来说，心情好就像是在帮它进行"大保养"，让你的身体运转更顺畅。

因此，保持心情愉快能够直接帮助固护肾气。这与中医中"心肾相交"的理论相符，心情愉悦有助于心气的调节，由心气调和进而促进肾气的充盈，这是一个相互影响的过程。对于日常养生来说，保持积极的情绪、适当纾解压力，不仅能够帮助我们维持心理健康，还能有效保护和增强肾气，从而达到整体健康的目标。

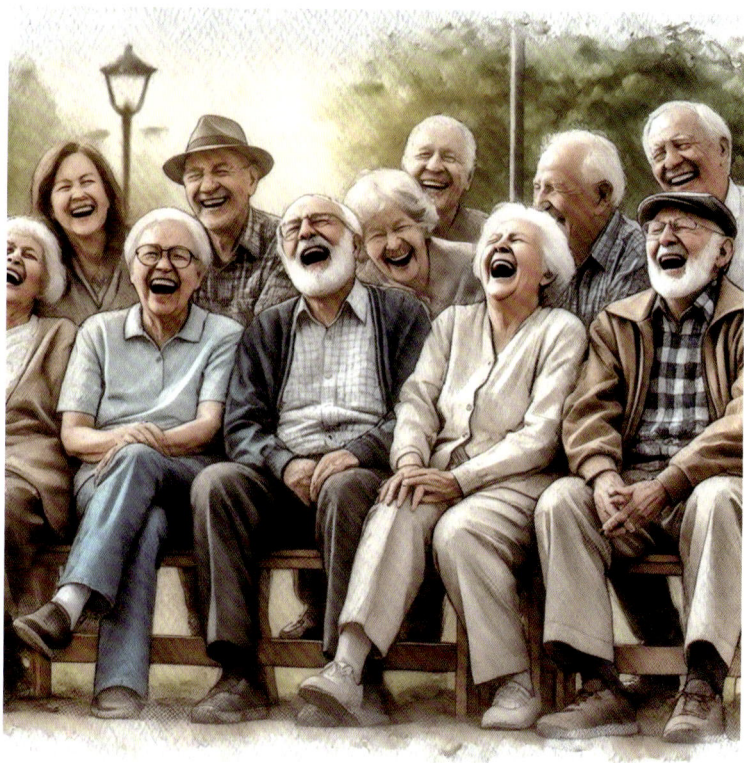

当我们心情愉快的时候，身体里的气血会流动得更加顺畅，就像河水流得平稳时，水源充沛，土壤也会变得肥沃。我们的肾气就像这条河，它负责运送能量和营养到全身。如果心情压抑、烦闷，这条"河"就会因为气血不畅而"干涸"，肾气也会因此变弱，身体就容易感到疲惫、没劲，甚至出现腰酸背痛。

当你心情愉快时，肾气自然就跟着变得饱满有力，让你感觉精神抖擞、充满活力。这也解释了为什么有些人常常开朗乐观，不仅精力充沛，身体也比别人更健康！保持好心情，不仅能让你的每一天过得更轻松，也是在默默帮助你的肾气变得更强壮。反过来说，当你遇到压力或烦恼时，试着多做一些让自己开心的事，比如运动、听音乐或和朋友聊天，这样不仅能舒缓情绪，也能帮助保护你的肾气。

所以，无论多忙多累，记得每天保持心情愉快，这是你固护肾气的"秘方"之一。当你的心情变好，肾气也会自然而然地充盈，让你每天都充满活力，无论面对工作还是生活都能更轻松应对！

⑱
别焦虑啦，
越焦虑，肾气越虚喔

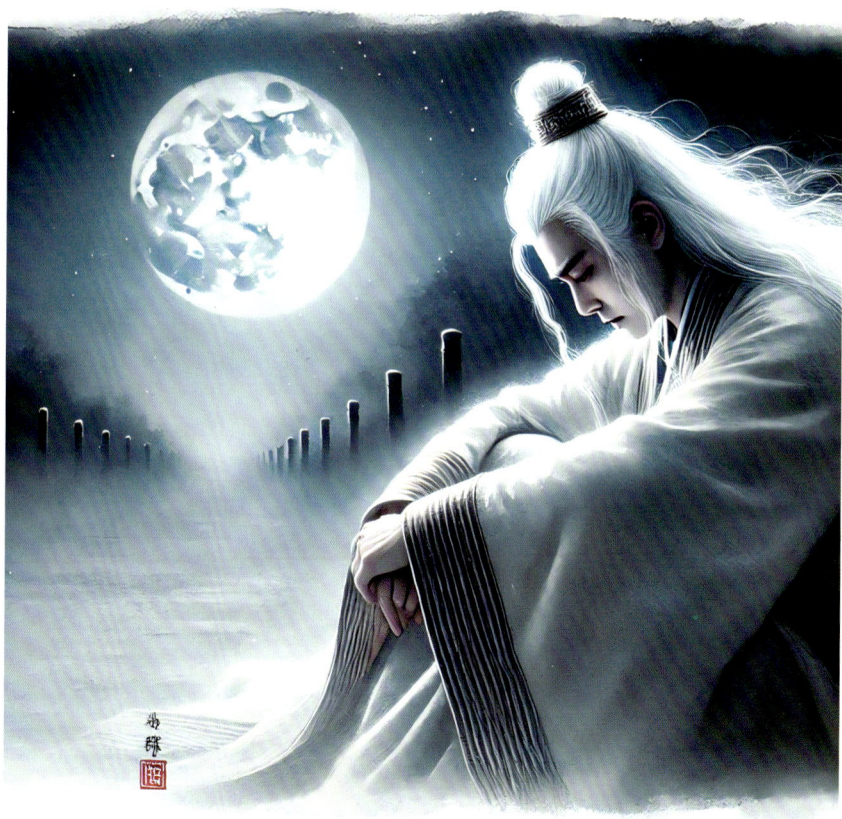

你有没有听过伍子胥一夜白头的故事？这位古代名臣因为家国灭亡、父兄惨死，焦虑得一整晚都没睡，结果第二天头发全白了！这个故事听起来有点夸张，但其实很形象地说明了，焦虑真的能让你的身体状况变差，尤其会让肾气虚弱。

《东周列国志》中讲到了这个故事，伍子胥因为家国覆灭、亲人被杀，内心极度焦虑与恐惧，最终在一夜之间须发皆白。这种现象在中医来看，是因为长期的焦虑和压力损伤了肾精，导致肾气虚弱，肾主发，因此焦虑会直接影响发色和身体状况。这个例子生动地说明了焦虑对肾气的损害，情绪的强烈波动会加速肾气的消耗，影响身体的健康状况。肾气的虚衰反映在头发上是令发色变白，这就是负面情绪的影响所致！

在我们的身体里，肾气就像是藏在体内的"能量库"，它负责保持你的活力、精力，让你每天都能有充足的精神应对生活中的挑战。但是，当你焦虑的时候，这个能量库就会被加速消耗。你可能觉得焦虑只会导致心情不好，但其实它对你整个身体都有影响，特别是肾气。

焦虑的时候，你可能会发现自己睡不着觉，或者总是觉得很累、没力气，这就是因为肾气被耗掉了。当你长时间处于焦虑的状态，身体的气血运行会变得不顺畅，肾脏作为储存能量的器官，就会受到影响。结果呢？你可能会感到腰酸背痛，精力也跟不上，甚至连头发都变得干枯、变白。这就是肾气虚弱的典型表现。

所以，想要固护肾气，最重要的就是放松心情，别让自己陷入焦虑的旋涡。遇到压力大或烦恼的时候，试着找些方式纾解情绪，比如听听音乐、运动、和朋友聊聊天，这些都能让你的身体和心情得到放松，肾气也能慢慢恢复。当你不再过度焦虑，身体会更有活力，整个人也会变得精神百倍。

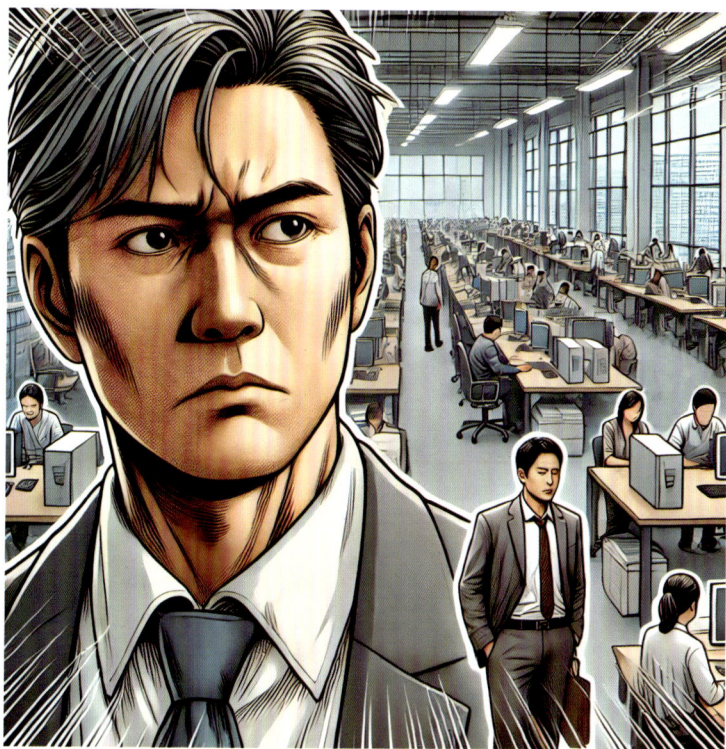

简单来说，焦虑就是在不断透支你的肾气。长期焦虑的人，身体的能量就会越来越少，最后变得精疲力竭。所以，别焦虑啦！放轻松，保持愉快的心情，这样你的肾气才能越来越充盈，让你每一天都过得更轻松、更健康！

千万别因为焦虑最后发出像苏东坡所说的感慨词："多情应笑我，早生华发"喔！

⑲
放松一下，冥想、静心、打坐都有助于固护肾气

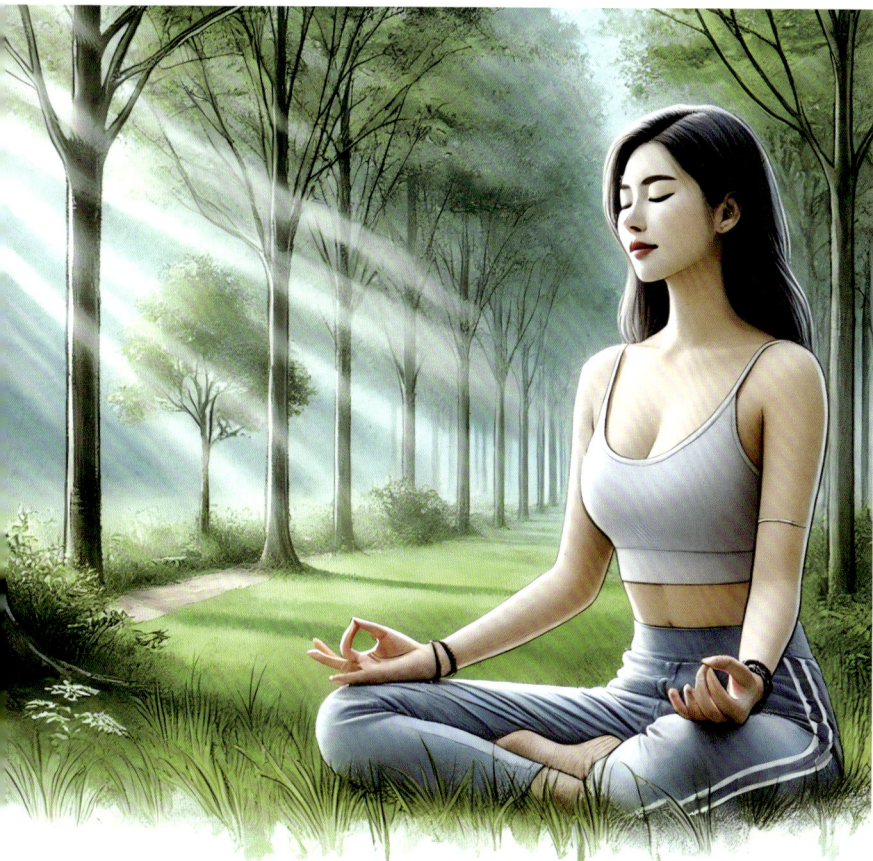

你是否感觉压力山大、身心疲惫，总觉得精力不够用？这时候，或许你该放松一下，让自己重新充满能量。其实，像冥想、静心和打坐这些简单的放松方式，不仅能让你内心平静下来，还能帮助保护肾气！

我们的肾气就像是一个"能量库"，它负责保持我们的活力和精力。然而，当你长期处于压力和焦虑中，肾气就会跟着快速消耗，导致你感觉没劲、身体不适。这时候，通过冥想或静心，可以让肾气得到恢复，帮助你的身体进行"能量补充"。

想象一下，当你闭上眼睛，深呼吸，进入冥想状态时，你的身体其实正在慢慢调整。脑袋里的烦恼会渐渐消散，呼吸变得更深、更平稳，肾脏也跟着"松了一口气"。打坐和静心也有类似的效果，让你放下外界的压力，让身体进入一种放松的状态，这就像是给肾气一个"大保养"，让它恢复得更好。《黄帝内经》中的《素问·上古天真论篇第一》中说："恬恢虚无，真气从之，精神内守，病安从来。"这表明通过内心的安定与放松，可以帮助增强人体的真气，肾气也因此得到滋养。

肾的脏象在五行中属水，水主静，因此肾脏的运行与人的内心平静状态有很大关联。当我们过度劳累或长期处于紧张情绪时，肾气会被消耗，进而影响人体的气血运行和脏腑平衡。冥想、静心和打坐这些放松身心的练习，能够让人进入安静的状态，从而减少对肾气的消耗，进一步达到养肾的效果。

　　这些方法都不需要任何特殊器材，只要你有几分钟的时间，随时随地都可以开始。比如，在办公室里感觉压力大了，可以趁午休的时候闭上眼睛，深呼吸几次，进入静心状态。这样做几分钟，就能让你的精神和肾气都得到充分的休息和补充。或者在家里，坐下来冥想一会儿，让自己摆脱日常生活的压力，你会发现这种"充电"的效果非常明显。

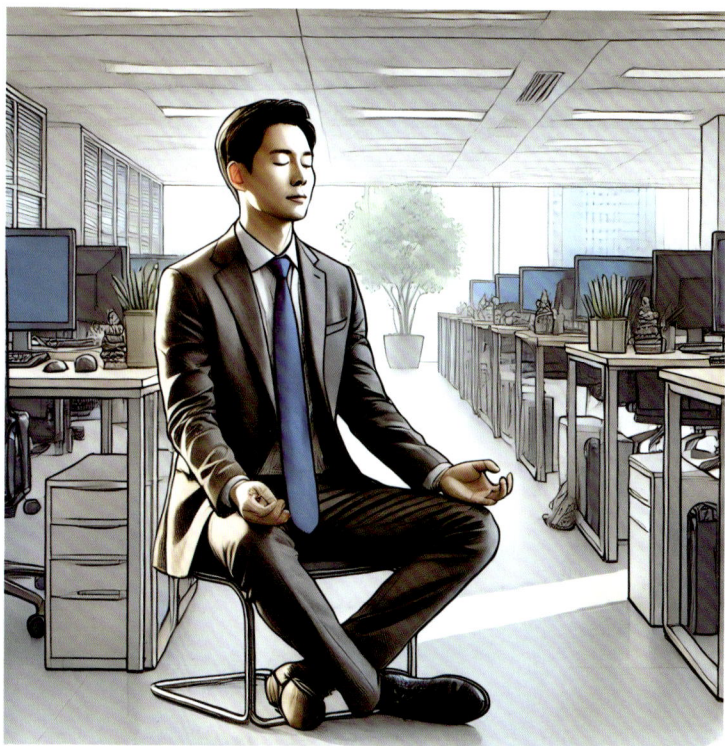

压力荷尔蒙主要指的是皮质醇（Cortisol），它是由肾上腺皮质分泌的一种类固醇激素。在我们的身体中，皮质醇的作用是帮助我们应对压力，当我们面临压力或危险情况时，身体会进入"战斗或逃跑"的状态，这时肾上腺就会分泌大量的皮质醇，来调节我们的身体反应。有趣的是，科学研究也发现，冥想能够降低压力荷尔蒙的水平，减少身体对压力的反应。当我们的心情放松下来，肾脏的负担也会变轻，这就是冥想、静心和打坐可以帮助保护肾气的原因。

所以，下次当你觉得累了、压力大了，试试放下手头的工作，让自己进入冥想或静心的状态，给你的身体和肾气一个休息的机会。当你心静了，肾气自然就能充盈起来，让你重新充满活力，轻松应对生活中的各种挑战！

★压力荷尔蒙★

皮质醇（Cortisol），也被称为"压力荷尔蒙"。它的主要功能包括：

——帮助身体应对压力。

——提升抗压能力。

——在短期压力下刺激自主神经系统做出反应。

——具有消炎和缓解疼痛的作用。

分泌时机

压力荷尔蒙会在以下情况下分泌：

——遇到短期压力（如需要反击或逃跑）。

——生病或受伤时。

——面对慢性压力（如长期熬夜或饥荒）。

正常运作机制

在正常情况下，压力荷尔蒙会随着压力的出现而增加，压力消除后则会降低。

压力荷尔蒙失调

长期累积压力可能导致压力荷尔蒙失调，也称为"肾上腺疲劳"或"肾上腺节律失衡"。这种情况可能会引发多种症状，影响身心健康。

了解压力荷尔蒙的运作机制对于管理日常压力和维护身心健康非常重要。如果怀疑自己可能有压力荷尔蒙失调的问题，建议寻求专业医疗建议并进行相关检测。

另一种重要的荷尔蒙

除了皮质醇，去氢皮质酮（DHEA）也是一种重要的荷尔蒙，被称为"抗压荷尔蒙"。它的作用是：

——平衡人体对压力的反应。

——抵御压力荷尔蒙对人体的伤害。

——强化免疫功能。

——预防心血管疾病和骨质疏松。

⑳
有兴趣才有劲，
肾气才能更充沛

　　牛顿是世界上最著名的科学家之一，他在物理学方面有着非凡的才华，做出了许多划时代的发现。然而，这位天才在生活中的一些小事上却显得有些"生活白痴"。

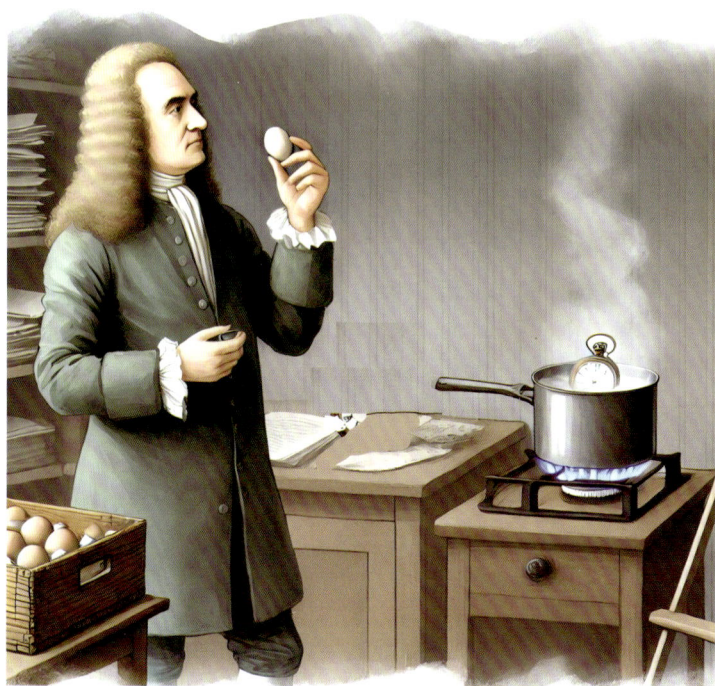

有一天清晨，牛顿早早起床，准备投入到一个棘手的科学问题中。管家担心他研究时会饿着，就让佣人端了一锅水和一个鸡蛋，送到牛顿的书房里。管家特别叮嘱佣人，一定要等鸡蛋煮好后再离开，必须确保牛顿吃过早餐。

佣人走进书房时，牛顿正全神贯注于他的研究。牛顿不喜欢被打扰，于是对佣人说："你把鸡蛋留下，我自己来煮。"佣人照着吩咐，把鸡蛋放在桌上的怀表旁，提醒牛顿："煮四分钟，鸡蛋就可以吃了。"说完便安心地离开了。

过了一个小时，佣人有些担心，觉得应该回来看看进展。当他走进书房，眼前的景象让他惊讶得说不出话来：牛顿手里正握着鸡蛋，站在火炉旁，而锅里煮的竟然是桌上的怀表！

这个故事生动地展示了牛顿对科学研究的专注程度，以至于完全忽略了生活中的小事，闹出这样的笑话。

你有没有发现，当你对某件事情特别感兴趣时，不管有多累，你都能全力以赴，甚至感觉自己充满了无穷的精力？这就是因为"有兴趣才有劲"，肾气也跟着更充沛了！中医有句话叫"肾主志"，意思是肾气影响着我们的意志和精神状态，当你有兴趣时，肾气就像被打开了"动力开关"，让你有使不完的力气。肾主志，这是中医学中的一个重要观点，意思是肾气影响着人的意志、精神和内在的动力。当肾气充足时，人的意志力和兴趣自然会强烈，精力旺盛；反之，当肾气虚弱时，则容易出现意志薄弱、精力不足的情况。

想象一下，你突然对一项新兴趣产生了浓厚的兴趣，无论是学新技能、运动还是旅行，你会发现自己不知不觉间就能投入很长时间，甚至不感到疲倦。这正是因为当你对某件事情感到兴趣时，肾气会被激活，让你的身体和心灵充满能量。有时候，我们对事情失去热情，感觉提不起劲，这很可能就是因为肾气不足，导致你觉得没力气、没精神。

"肾主志"说的就是这个道理，肾气好像是我们内心的一个"燃料库"，当你对生活或工作有目标、有兴趣时，这个燃料库就会源源不断地供应能量，让你有力量去面对各种挑战。反之，当你对一切都提不起兴趣时，这个燃料库就会变得空虚，让你感觉没劲，甚至变得懒散和无精打采。

想让自己保持精力充沛、有活力吗？那就去找找让自己真正感兴趣的事吧！这不仅会让你觉得每天充满乐趣，还能帮助你保护好肾气。无论是学习新东西、参加活动，还是与朋友分享兴趣，这些都是让肾气充盈的好办法。当你对生活充满热情时，你的肾气自然会源源不断地支持着你，让你感觉"干劲十足"。

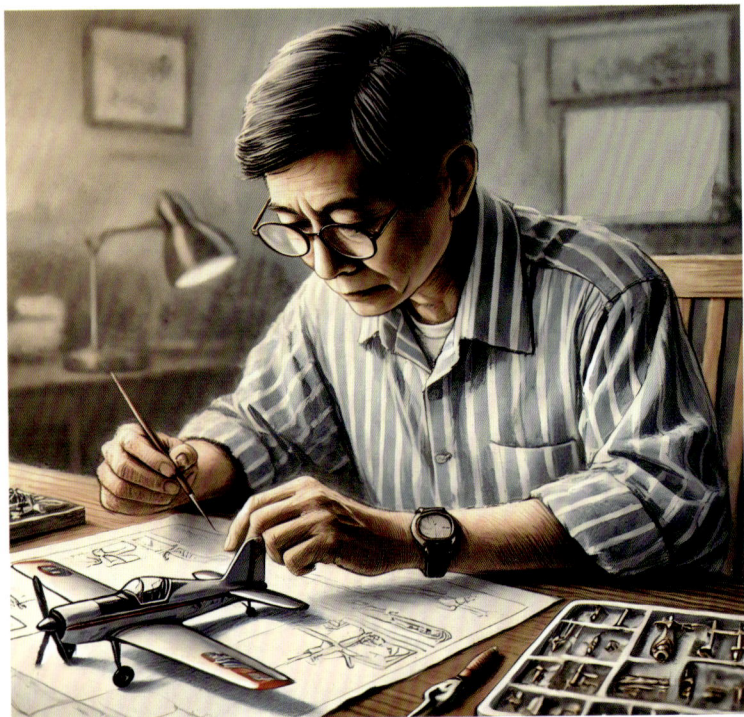

很多人到了老年的时候，因为肾气虚衰，也就失去了不断探索生命、探索世界的力量。但如果一个人年纪也不算很大，就开始对所有的事情失去了兴趣，那有很多时候其实是肾气开始虚衰了。

所以，记得保持兴趣和热情，这不仅能让你的生活更丰富多彩，还能帮助你保护肾气，保持身心健康。

情感要暖心，
肾气也跟着暖起来

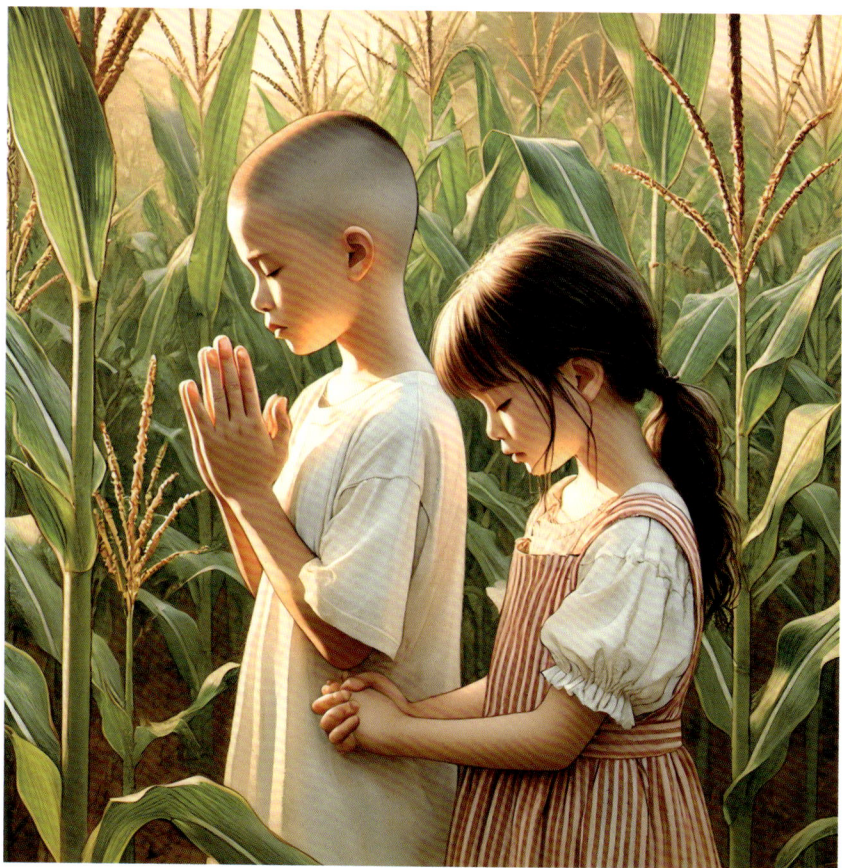

在电影《阿甘正传》（Forrest Gump, 1994）这部经典电影中，汤姆·汉克斯饰演的阿甘，虽然智商不高，但他拥有一颗纯真的心，并且在母亲的爱、珍妮的友情以及后来战友的陪伴中成长。在这些充满温暖的情感支持下，阿甘不断突破自我，从体能训练到成为橄榄球明星、战争英雄，甚至创业成功。温暖的情感给了阿甘无限的力量，让他面对生活中的挑战，犹如肾气充盈一样，持续前进。

你有没有发现，当你被人关心、爱护时，心里会感觉到一股暖流，整个人都变得特别轻松，精神也跟着好了起来？其实，这不只是心里的感觉，这股"暖心"的情感对我们的身体也有很大的好处，特别是对我们的肾气来说，情感的温暖真的能让它变得更强大！

根据《黄帝内经》，五脏六腑与人的情志相互作用，情绪的变化会影响脏腑的功能，其中"肾主志"这一观点尤为重要，强调肾气与人的精神、意志息息相关。肾气就像是我们身体的"能量库"，它帮助我们保持精力、耐力和健康的身体状况。当我们生活中充满温暖的情感，比如爱、友谊、关怀等，这些情感会像阳光一样，照进我们的心里，让身体的气血流动更顺畅，肾气也跟着变得充盈起来。就像天冷时泡一杯热茶，喝下去后整个身体都暖和了，情感的暖意也能让我们的肾气"热起来"。

反过来说，当我们长期处于冷漠、孤独或压力重重的环境中，就会觉得心里发冷，甚至感觉精力不足，身体也容易出现疲倦、腰酸背痛等问题。这就是因为负面情感会让肾气变弱，整个身体的能量供应跟不上了。所以，保持温暖的情感，能让我们的心灵和肾气一起"充电"，帮助我们维持更好的健康。

中医理论强调"心肾相交"，心火下行、肾水上升，保持心神安定、情感充满温暖，对于促进肾气的运行至关重要。情感的和谐不仅能促进心肾的协调运作，还有助于增强整体的生命活力。

想象一下，如果你每天都生活在一个充满爱与关怀的环境里，肾气自然会跟着充盈起来，让你精神百倍，身体也更有活力。和家人朋友聊聊天、互相关心，这些看似平凡的小事，其实就是让肾气保持充沛的好方法。当你感受到别人的关怀与支持时，心里感到温暖，肾气也会变得更稳定、强壮。

因此，别小看情感的力量！无论是爱情、亲情还是友情，这些暖心的情感不仅能让我们的心里感觉幸福，还能帮助保护肾气。当我们的情感充满了暖意，身体也会更健康，肾气也会变得更加充盈。这样，我们每天都能带着充沛的能量去面对生活中的挑战！

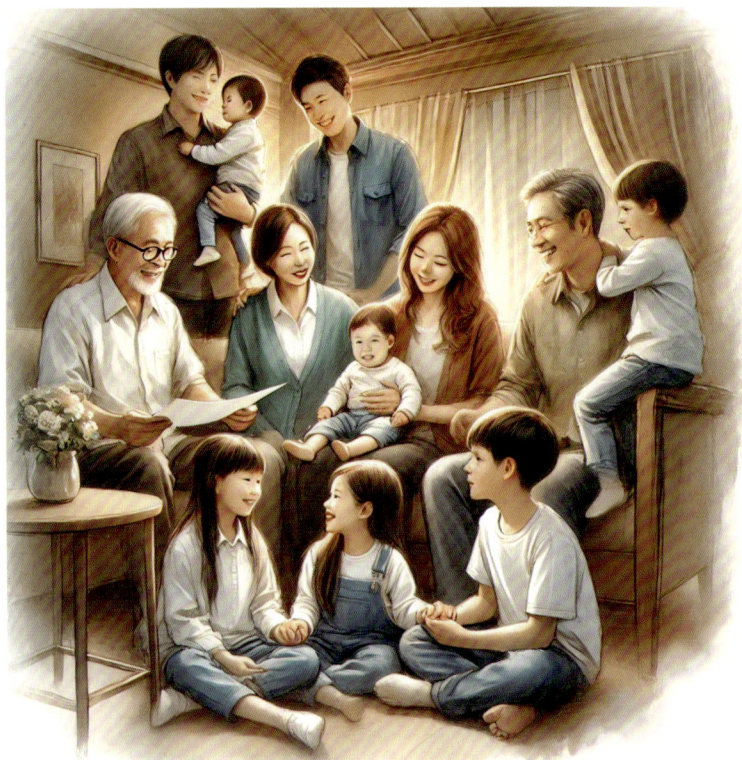

22

少发脾气，
肾气才不会被吓跑

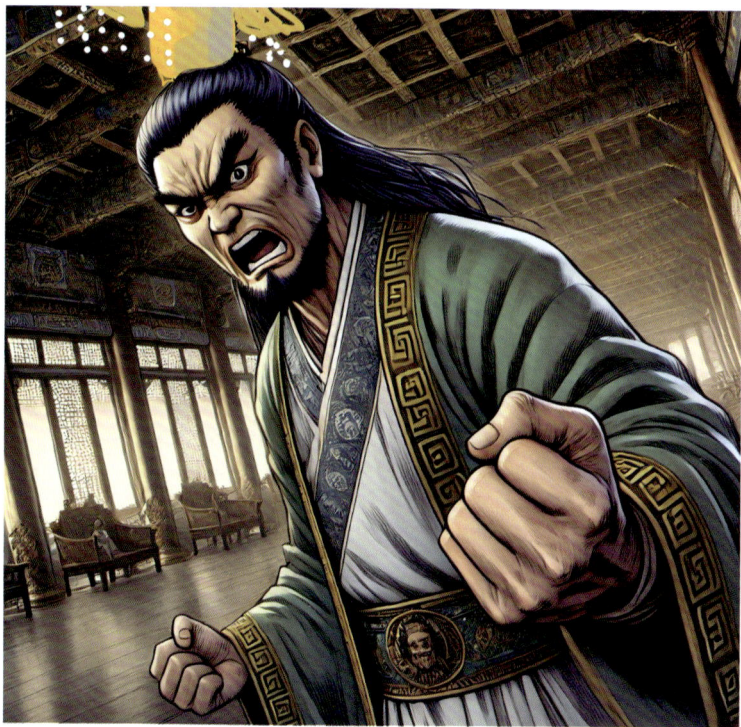

　　秦始皇统一六国后，性情变得越发暴躁，特别是面对身边人的建议时，经常因不满而发脾气。他过于追求长生

不老，想方设法寻找不死药，但也因此更加偏执和易怒。据记载，他生命后期的健康状况每况愈下，暴怒、焦躁等情绪问题让他的身体状况不断恶化，更做出"焚书坑儒"这样的事情，导致年仅 49 岁就去世。这样的暴怒情绪，其实与肾气的消耗有关。中医认为，长期发怒会导致气血逆乱，损伤肾气，最终影响身体气血运行。

你有没有过这样的感觉，当你一生气或发脾气之后，整个人都觉得累，甚至有时候腰都会酸、头也有点疼？这就是因为发脾气会让你的肾气被"吓跑"了！中医有句话说"肾主志"，也就是说，肾气掌控着我们的精神和意志力，当我们生气时，肾气会因为过度的情绪波动而耗损。

肾气就像是我们的"能量库"，帮助我们保持精力充沛，但每次发脾气，你的肾气就会被"惊动"，开始加速消耗。长期这样下去，你可能会发现自己容易感到累，精神不济，甚至出现腰酸背痛。这就像手机的电池，如果你一直让它在高负荷运作，很快电量就会耗光。相反，如果你保持冷静，情绪平稳，就能让肾气稳定运行，保持你的精力和活力。

还有，你可能听过"发脾气伤肝"这句话，这其实和肾气也有关联。肝和肾是"好伙伴"，当你发脾气时，肝气上升，肾水就会受到影响，肾气也会跟着变弱。这就是为什么当我们情绪不好时，不仅觉得累，还会影响整体的健康。

从五行理论来看，肝属木，肾属水，"水生木"。当发怒时，肝气上亢，"子虚则令母虚"，这会伤及肾水，导致肾气不足。这解释了为什么情绪激动、长期易怒的人容易感到肾气虚弱，进而引发一系列生理问题。因此，保持平和的心态，避免频繁发脾气，可以有效地保护肾气，维持整体的气血平衡，促进身心健康。

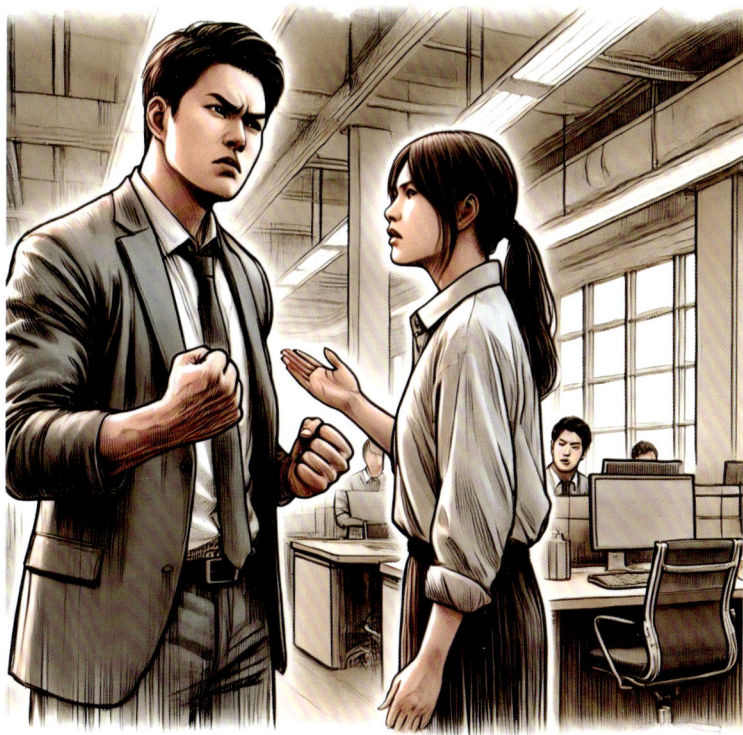

　　所以，少发脾气是保护肾气的一个好方法。当你感到压力大、情绪波动时，试着深呼吸，或者找些方式放松自己，比如运动、听音乐，或者与朋友聊天，这样可以帮助你缓解情绪，避免肾气过度消耗。你会发现，当你心情平和时，整个人都会觉得更有劲，肾气也变得更加稳定。

　　简单来说，发脾气不仅对情绪有害，对身体的"能量库"也有影响。如果你想保持活力，让自己不容易感到疲倦，那就要学会少发脾气，让肾气保持在最佳状态。记得，放轻松、保持好心情，你的肾气也会跟着充满活力，让你每天都能精神抖擞！

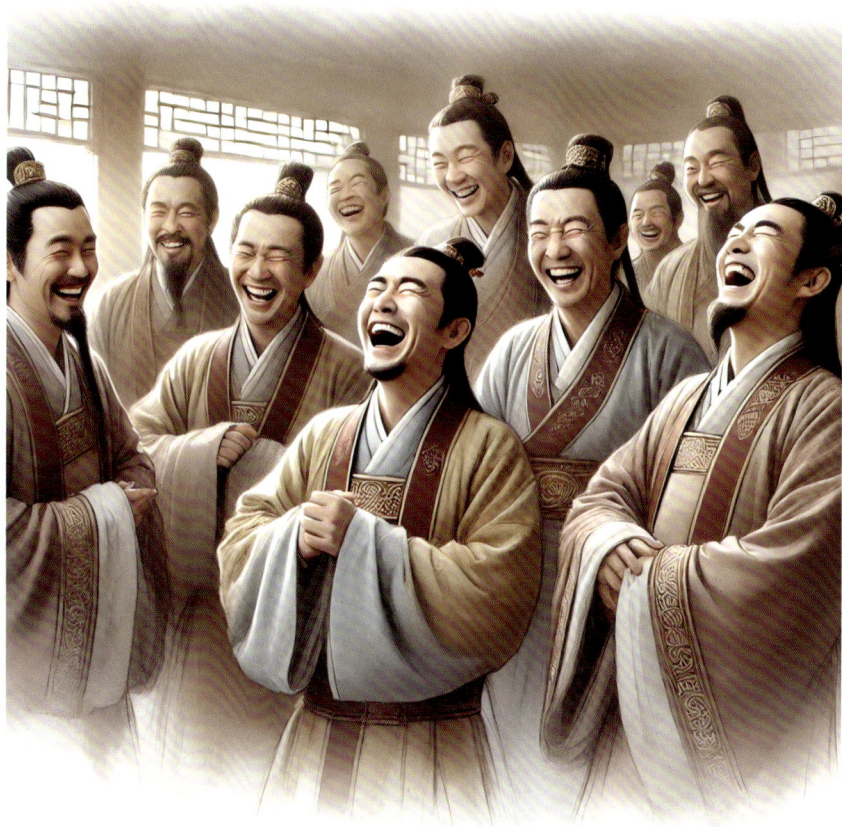

㉓
适度搞笑，
让你的肾气也跟着笑开花

《史记》中的《滑稽列传》是中国历史上第一部记载幽默与机智人物的专门传记。这部传记收录在司马迁所著的《史记》当中，主要记载了以滑稽、风趣和机智著称的人物及其事迹。"滑稽"一词在古代意指诙谐幽默、机智灵活，因此《滑稽列传》描写的是那些善于用言辞和智慧化解矛盾、劝谏君主、解决困境的人物。

司马迁先生将这些人物单独列传，体现了他对滑稽之士的高度评价，认为幽默和智慧并不矛盾，反而是推动历史和社会进步的重要力量。幽默风趣的言语令人大笑，但大笑之余往往有很多奇迹会出现，这是"笑的力量"！

你有没有发现，当你大笑的时候，整个人都会变得轻松起来，连疲劳感都随之消失？其实，笑不仅能让你的心情变好，还能对你的身体大有帮助，特别是对肾气来说，笑更是最天然的"养护剂"！这就是为什么我们要说"适度搞笑，让你的肾气也跟着笑开花"。

肾气好比身体里的"能量库"，它储存着我们的活力和精力，但如果我们长期处于压力大、烦恼多的状态，这个能量库就会慢慢枯竭，让你感到疲惫、无精打采。反过来说，当你放松心情，特别是听到好笑的事，或者与朋友们一起开怀大笑的时候，这些笑声就像是在为你的肾气"充电"，让你重新充满活力。

科学研究也证实了，当我们笑的时候，体内会释放多巴胺和内啡肽等"快乐激素"，这些激素不仅让我们的心情变好，还能减少压力激素的产生，还能够缓解压力、提高免疫力，进一步保护人体的内脏功能，包括肾脏。这就促进了肾气的运行。简单来说，笑能让身体里的"压力阀"打开，释放掉那些堵塞的气，让肾气自由流通，就像是河流重新畅通，水源更充足，肾气自然就更旺盛了。

而且，适度的幽默和搞笑不仅能让你自己开心，还能让你周围的人也受益。想象一下，当你和朋友一起开心地

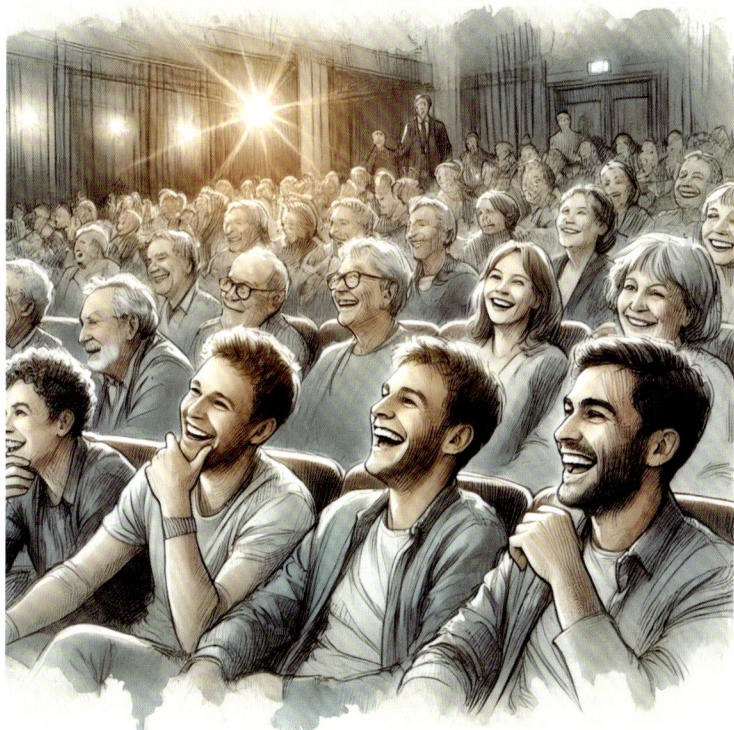

笑时，整个气氛都会变得轻松，大家的情绪都会跟着变好，这种正能量不仅会让你感到愉快，还能帮助大家一起保持健康。毕竟，心情愉快了，身体自然就不会那么累了，肾气也会更加充沛。

所以，日常生活中，别忘了给自己一些搞笑的时间！看看喜剧，听听有趣的故事，或者和朋友们开开玩笑，这些都能帮助你释放压力，让肾气得到滋养。记住，适度的笑不仅是对心情的调节，更是对肾气的最好保护，让你的身体像充满阳光的花园一样，健康又有活力。

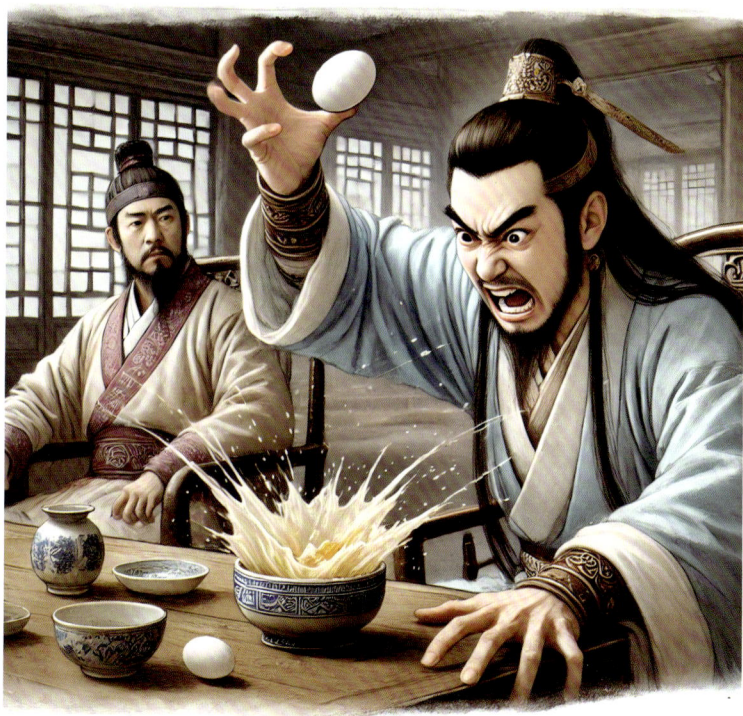

24
沉住气，别急躁，
肾气慢慢养

《世说新语》中有一则故事，讲述了王蓝田"忿食鸡子"的情况：王蓝田是一位性情急躁的人，一次吃鸡蛋时，由于鸡蛋滑溜溜地从筷子间滑落，他便因气愤而抓起鸡蛋砸向墙壁。这个故事生动地表现了情绪急躁给人带来的影响。在中医理论中，情绪的急躁、焦虑会直接影响内脏功能，特别是对于肾气的消耗有着深刻的影响。正如《黄帝内经》所言："怒伤肝，喜伤心，思伤脾，忧伤肺，恐伤肾。"过度的情绪波动，尤其是急躁、愤怒，会伤及内脏，导致气机紊乱。这个故事让人忍俊不禁，也提醒我们，急躁的脾气真的是会伤身体的，特别是对我们的"肾气"影响很大。

正如《黄帝内经》所言："怒伤肝，喜伤心，思伤脾，忧伤肺，恐伤肾。"过度的情绪波动，尤其是急躁、愤怒，会伤及内脏，导致气机紊乱。肾气其实就像是我们的"能量库"，它帮助我们保持精力充沛、精神旺盛。但如果你经常急躁生气，肾气就会被吓跑，慢慢消耗殆尽。这就像一辆车，如果你总是猛踩油门，车的引擎就会过热，时间一长，车也会出毛病。同样的道理，如果我们总是处于急躁的状态，肾气就会被过度消耗，导致精力下降，身体出现疲倦、没劲，甚至腰酸背痛。

自主神经系统负责调节人体的许多无意识的功能，如心跳、呼吸、血压和消化。当我们处于急躁、焦虑等情绪中时，自主神经中的交感神经会被过度激活，令身体进入"战斗或逃跑"的状态。这种状态短期内能帮助我们应对压力，但如果长期处于这种紧张的情绪，会对身体造成负担，尤其是对内脏器官如肾脏的影响较大。

当人情绪急躁、压力大时，交感神经系统持续被激活，导致身体一直处于高压状态。这样会让心跳加速、血压升高，呼吸变浅，身体的能量需求增加，而这些过度的能量消耗会导致肾气亏耗。中医认为"肾主藏精"，负责储藏人体的精气和生命能量，而情绪的急躁会加速精气的消耗，导致肾气亏虚。

长期的自主神经失衡会导致失眠、疲劳、免疫力下降等问题，这些问题都与肾气亏虚有密切联系。肾气不足的人，往往表现为精神不振、腰膝酸软、精力不足等症状。从中医角度看，自主神经失衡的背后是气机不畅，情绪的失调阻塞了气血运行，进而影响脏腑功能，特别是对肾脏的损伤最为明显。

所以，想要保护肾气，首先得"沉住气"。遇到事情时，不要急着发脾气或者焦虑，先深呼吸几次，让自己冷静下来。保持平和的心态，不仅能让你更好地面对生活中的挑战，还能帮助慢慢滋养肾气。就像照顾一盆花一样，不能急着看到它开花结果，而是需要每天细心照料，慢慢等待花开的那一刻。

而且，肾气的养护并不是一朝一夕就能完成的事。保持良好的心态、适度运动、充足的睡眠，都是养护肾气的重要方法。当你沉住气，不急不躁，肾气也会跟着慢慢充

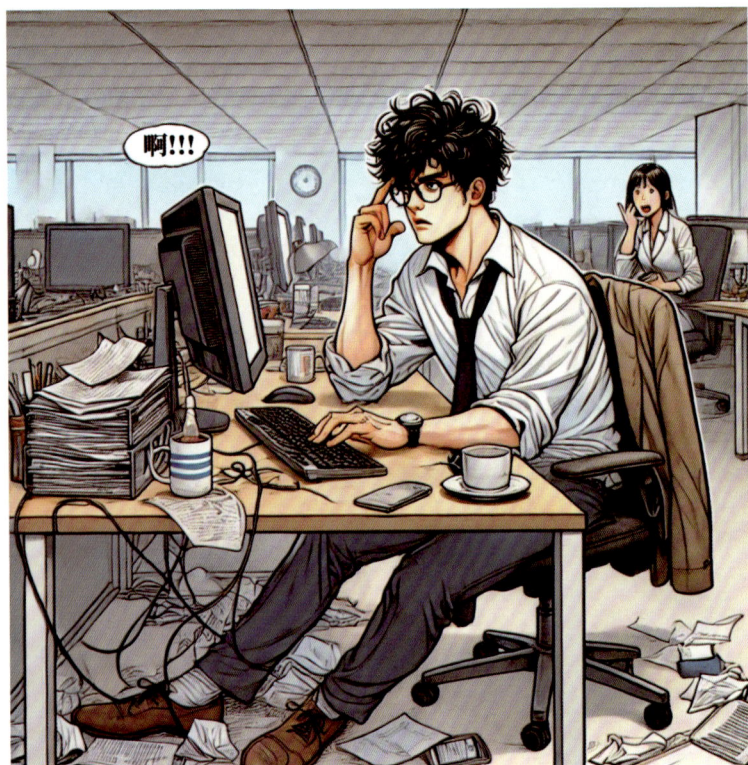

盈起来，让你精力更充沛、身体更健康。

　　在生活中，当我们遇到让人烦躁的事情时，试着停下来，告诉自己"别急，慢慢来"。像王蓝田那样发脾气，只会让事情更糟，还伤了自己的肾气。与其急躁，不如保持沉稳的心态，这样不仅能更好地解决问题，还能让自己的身体得到呵护。记住，沉住气，肾气才能慢慢养，让我们保持年轻与活力！

★《世说新语·忿狷篇》中
"王蓝田忿食鸡子"的故事★

【原文】王蓝田性急。尝食鸡子，以箸刺之，不得，便大怒，举以掷地。鸡子于地圆转未止，仍下地以屐齿蹍之，又不得。瞋甚，复于地取内口中，啮破，即吐之。王右军闻而大笑，曰："使安期有此性，犹当无一豪可论，况蓝田邪！"

【白话翻译】王蓝田性情急躁。有一次他吃鸡蛋，用筷子戳鸡蛋，没有戳中，顿时大怒，把鸡蛋扔到地上。鸡蛋在地上滚动不停，他又下地用鞋齿去踩，还是没踩中。他气得发怒，便又捡起鸡蛋放入口中，咬破了蛋壳后，马上把它吐了出来。王羲之听到这件事后，哈哈大笑，说："就算是他父亲王承有这种脾气，恐怕连一点成就都不会有，更何况是王蓝田呢！"

25 多去亲近大自然，
肾气会跟着"舒服"起来

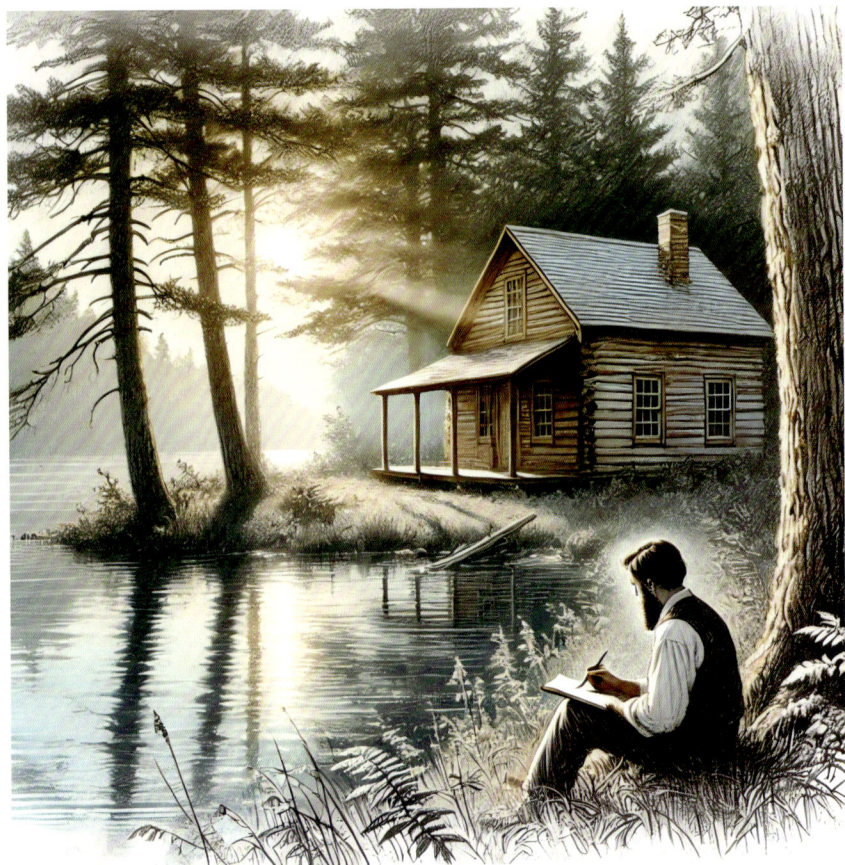

亨利·大卫·梭罗的《湖滨散记》（Walden）记录了他在美国马萨诸塞州瓦尔登湖畔独自生活两年的经历。这本书强调了人应该与大自然保持和谐，通过与自然的亲密接触来寻求内心的平静和自由。梭罗认为，通过简单的生活方式与自然的直接联系，人类能够摆脱社会的束缚，找到心灵的归属。

书中有一句话是人在大自然中的期许："我到林中去，因为我希望有意义地生活，正视生命的本质，看看我是否能学到生活的真谛。"

你有没有发现，当你走进山林、海边或公园时，整个人都变得轻松了起来，心情愉快，连身体的疲劳感也随之减少了？其实，这不仅是心理上的感受，还是你的"肾气"在偷偷感谢你呢！"多去亲近大自然，肾气会跟着'舒服'起来"这句话，真的是非常实在又好用的养生建议。如何养护肾气，一直是中医学的一个核心议题，而大自然作为身心调养的重要资源，对于促进肾气的稳定和充盈有着特殊的作用。

根据《黄帝内经》记载，人的气血、脏腑运行与自然界的阴阳变化密切相关。《黄帝内经》中《素问·宝命全形论篇第二十五》中说："人以天地之气生，四时之法成。"大自然的山川河流、清新空气、树木绿草等天然环境，具有调和人体气机、促进气血循环的功效。古人讲求"天人合一"，认为人类与大自然是密不可分的整体，亲近大自然有助于恢复身心的平衡，让人体各系统，包括肾脏在内的脏腑功能得到休养和调理。

然而，长时间待在城市里，尤其是封闭的办公室或拥挤的环境中，肾气往往会被消耗得很快，特别是压力一大，整个人就会觉得累、没劲，甚至容易腰酸背痛。这时候，如果你能抽出时间去大自然里走走看看，不仅能让你的心情放松，还能帮助肾气恢复。

你可以想象一下，当你站在山顶上，深吸一口充满清新气息的空气，或者在海边听着浪花声，身体会怎么反应？其实，这时你的肾气就像是在进行一场"充电"，新鲜的空气和大自然的宁静能帮助你的身体放松，让那些压力和紧张一扫而空。当你感觉到身心放松时，肾气也会变得更加充盈，你会感到精力恢复，整个人都充满活力。

自然界中的负氧离子和新鲜的空气可以帮助人体补充元气。负氧离子通常被称为"空气中的维生素"，对人体有多种健康益处。这些负氧离子主要存在于自然环境中，例如森林、瀑布、海边等地方，能够帮助清新空气，提升人体免疫力。首先，负氧离子可以帮助促进人体的新陈代谢。当我们呼吸到富含负氧离子的空气时，这些离子能够改善血液中的含氧量，促进血液循环，帮助细胞获取更多的氧气，进而增强身体的能量和抵抗力。其次，负氧离子还具有镇静和缓解压力的作用。研究表明，负氧离子能够降低体内的压力荷尔蒙水平（前面也说明了减少压力荷尔蒙的重要性），帮助人们放松心情，减少焦虑和失眠，让心情更加舒畅。负氧离子有助于净化空气，能够有效中和空气中的有害物质，如粉尘、细菌等。这不仅能改善呼吸道健康，还有助于提升整体健康状况。

　　因此，经常接触大自然、呼吸负氧离子丰富的空气，对身心健康有着显著的益处。尤其是对于容易疲倦、肾气

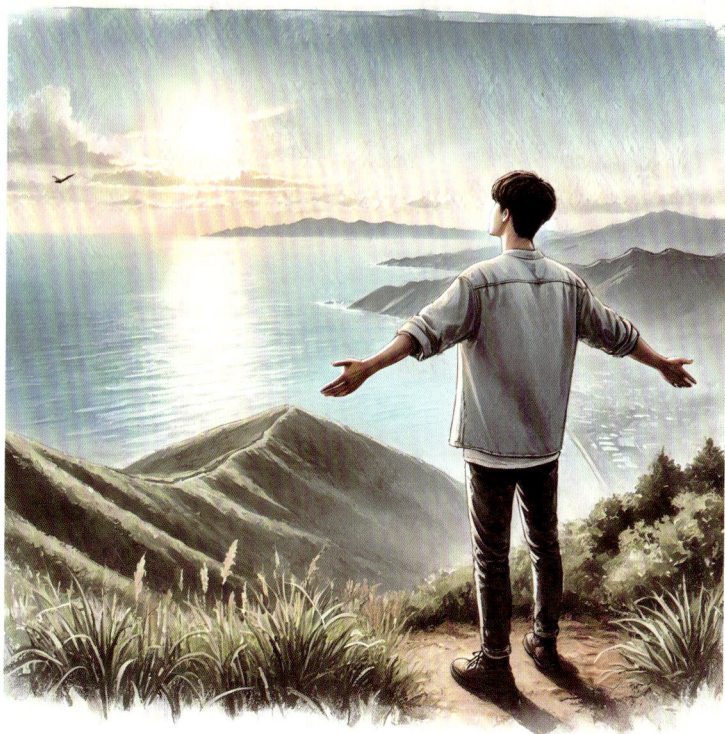

不足的人来说，接触大自然能够促进血液循环，改善体内气机运行，使肾气更加充盈。经常待在封闭的城市环境中，容易使人感到压抑和紧张，气机不畅，肾气容易受到损耗，而大自然的宽广和安静则有助于释放压力，恢复体内的平衡。

还有，不仅是大自然中的空气，连那些绿色植物、流水和宁静的环境也会帮助你调理情绪。当我们的情绪平稳时，肾气运行得更加顺畅，这就是为什么很多人说"心情好了，身体也跟着好了"。所以，下次如果感觉疲惫不堪，别急着喝补品，不妨去附近的公园散散步，或是计划一次登山或者去海边度假，让大自然来帮你充充电，保护好你的肾气。

总之，亲近大自然是最简单也最有效的养护肾气的方法。只要我们时不时给自己安排点"大自然时间"，不仅能让心情变好，还能让肾气充满，让我们每天都能精神百倍，迎接生活中的各种挑战！

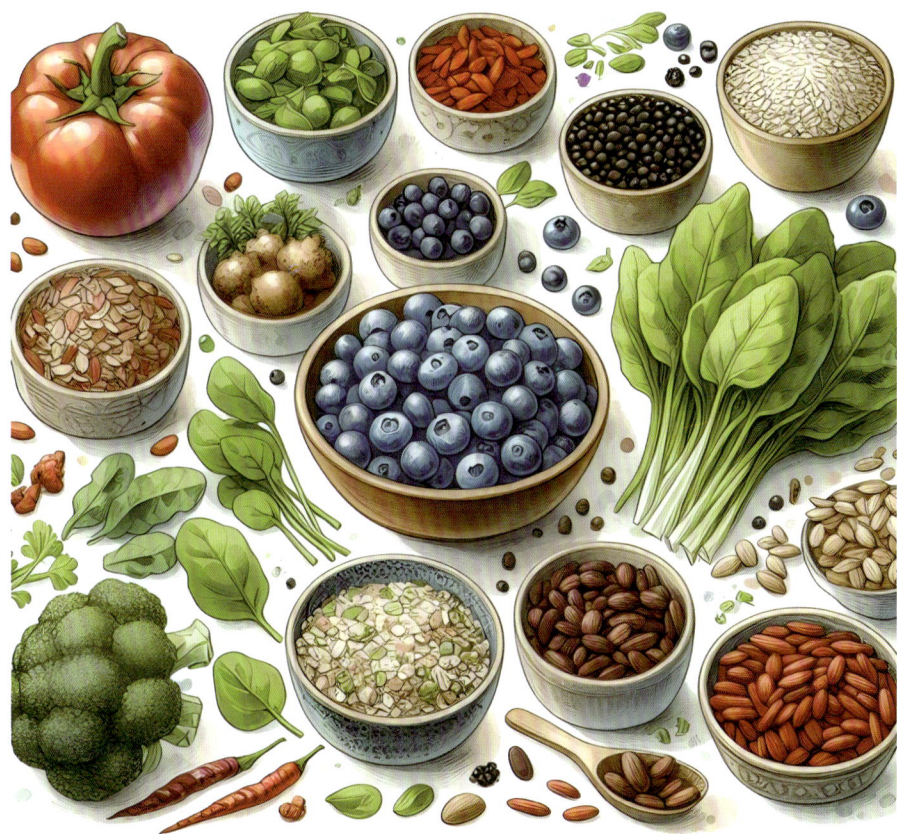

第三篇

营养均衡　长养肾气

26

少吃一些，
"悠哉"地消化让肾气充盈

葛洪是东晋时期著名的道士、医学家和炼丹家，被后世尊称为"抱朴子"。他一生致力于道教修炼、医学和炼丹术的研究，并撰写了许多重要著作。葛洪的代表作《抱朴子》分为内篇和外篇，内篇主要讨论道教的修炼理论、炼

东晋岭南大医家

葛洪

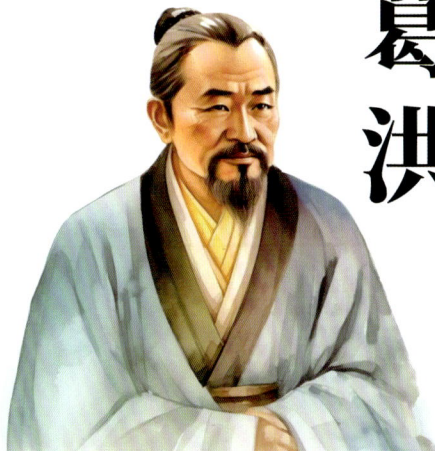

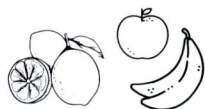

丹术及益寿延年的秘法，外篇则探讨了政治、经济、社会伦理等世俗问题。除了《抱朴子》之外，葛洪还编纂了《肘后备急方》，这是中国医学史上一部重要的急救医学著作，详细记录了当时的各类急症的诊疗方法，具有极高的实用价值。

葛洪认为，通过道教的炼养与辟谷等修炼方法，可以达到身体清静、延年益寿的目标。他主张修道者应该避世修行，并强调修炼过程中的内在修养与外在节制。他的思想对后世的道教发展和中医学的进步产生了深远影响。

所谓"辟谷"（避谷）是一种道教养生修炼方式，指停止食用谷物，通过吸取自然界的精气如风露、水气来维持生命。这种修行方法旨在减轻消化系统的负担，让身体达到轻盈清静的状态，进而促进身心健康与延年益寿。辟谷通常与道教的炼养和长生术相关，历史上多位修行者如葛洪等推崇此法，认为其有助于提高免疫力、减少疾病。

葛洪先生在他的《抱朴子·内篇·杂应》中提到辟谷的好处："问诸曾断谷积久者云，差少病痛，胜于食谷时。"（问过一些长期断谷的人，他们说，感觉病痛较少，比吃谷物的时候身体状况要好一些。）

我们也许做不到"辟谷"，但可适度减少饮食让身体更健康。

你有没有发现，当我们吃得太饱、吃得太快时，整个人都会觉得特别累，肚子胀得不舒服，甚至没办法好好休息？其实，这不仅是胃在抗议，还是你的肾气在"喊累"！"少吃一些，'悠哉'地消化，让肾气充盈"这句话，就是在提醒我们，想要保持活力，就要学会慢慢吃、少量吃，这样你的肾气才能得到充足的休息和补充。

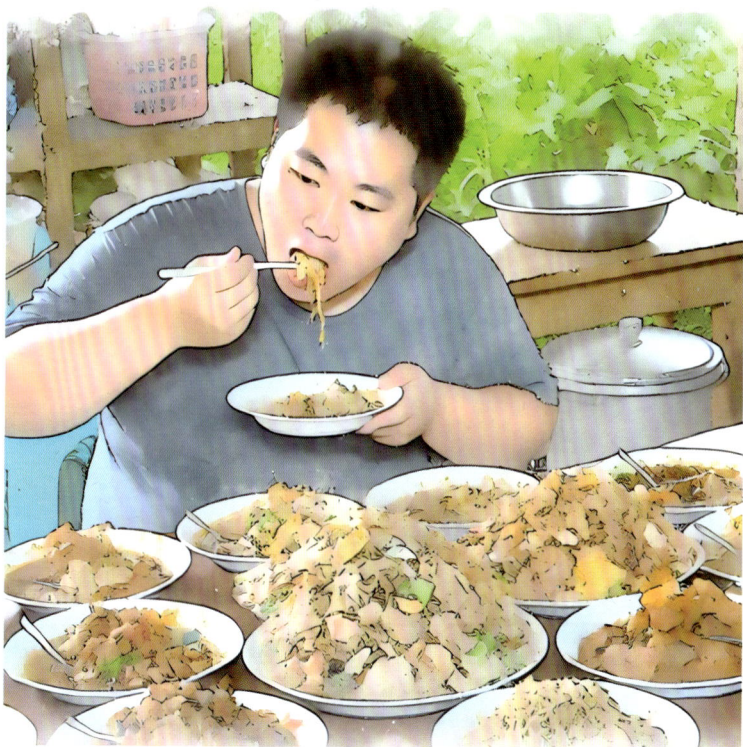

　　如果你总是吃得太多、吃得太快，这就像是一个人不停地往卡车里装货，时间久了卡车不仅会超重，还会抛锚。同

样的道理，当我们暴饮暴食时，身体的消化系统会变得很"辛苦"，肾气也会跟着被消耗，导致我们变得越来越没劲。

那么怎么吃才能让肾气充盈呢？其实很简单！首先，少吃一点，让胃有时间好好消化。这不仅能减轻肠胃的压力，还能让你感到更轻松。其次，慢慢吃，悠闲地消化，不仅能让你更享受食物的美味，还能让身体有足够的时间去吸收营养。这就像是给肾气缓慢而稳定地"充电"，能让你的能量库尽量保持满格状态。

《黄帝内经》中的《素问·痹论篇第四十三》中说："饮食自倍，肠胃乃伤。"意指过量的饮食会损伤脾胃，进而影响整个身体的运行。脾胃是后天之本，负责将食物转化为气血，而脾胃功能紊乱会导致气血生化不足，从而影响整体健康。

《黄帝内经》中的《素问·上古天真论篇第一》中说："食饮有节，起居有常，不妄作劳，形与神俱。"这句话强调了节制饮食的重要性，认为只有饮食有节，起居有常，才能保持身体的健康与精神的和谐。过量饮食或暴饮暴食会损害体内的"精气"，使得气血运行不畅，进而损害身体的免疫力和自我修复能力，进而让肾气持续消耗。

想象一下，如果你总是吃得很急，肾气没办法好好"休息涵养"，身体就会变得很累，甚至会出现腰酸背痛、精神不济的情况。相反，当你吃得适量、吃得慢，肾气就能保持稳定，你的身体也会感到更加轻盈、充满活力。

所以，下一次吃饭的时候，记得提醒自己：少吃一些，放慢速度，好好享受美食的同时，让你的身体轻松消化，这样不仅能养护肾气，还能让你每一天都保持精力充沛！毕竟，健康的身体是从肠胃开始养护的，而肾气就是你的能量来源，让它得到充分的休息，才能在你需要的时候给你足够的支持！

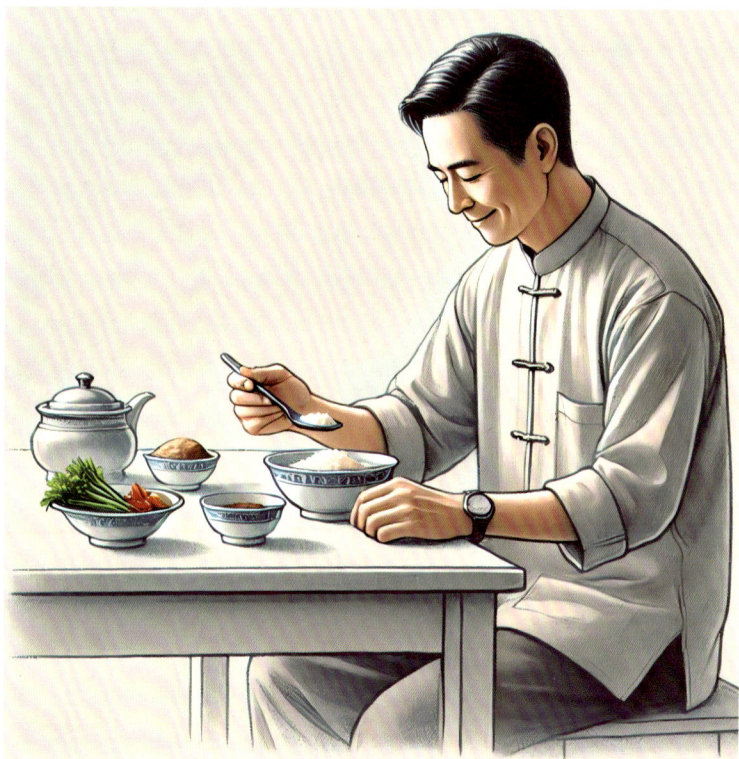

㉗ 吃点温补的羊肉、韭菜，
肾气跟着补起来

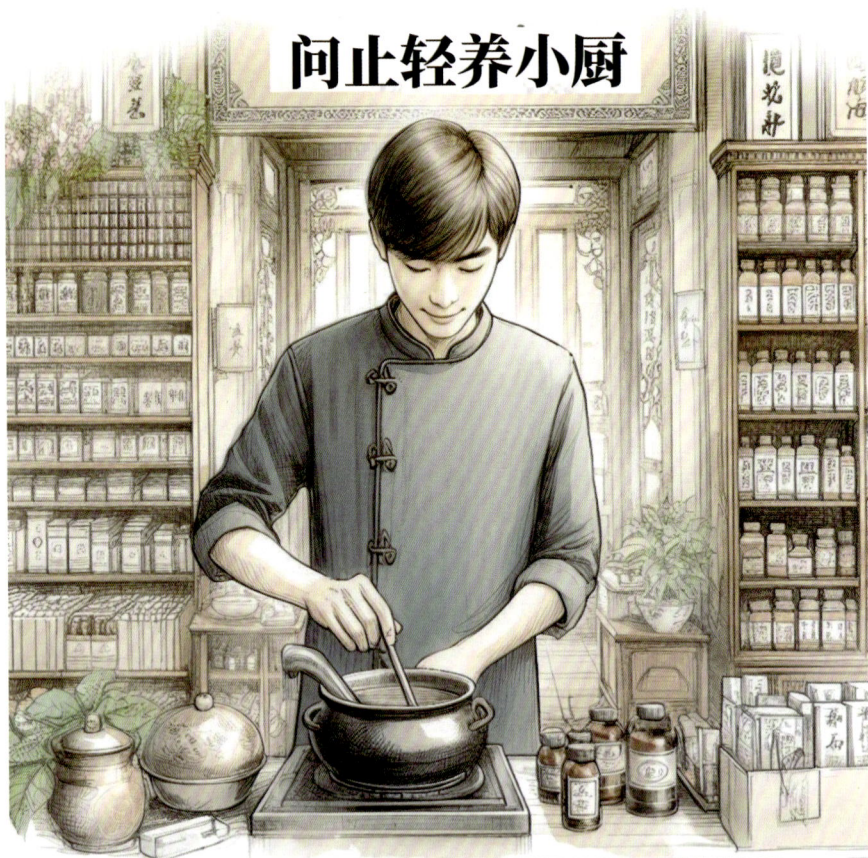

问止轻养小厨

医圣张仲景的《伤寒杂病论》是我们中医最重要的经典之一，可以说是方书之祖。书中演示了经典方剂的使用，但这其中也有一个重要的食疗方剂，充分体现了"药食同源"的思想。那就是鼎鼎大名的当归生姜羊肉汤！

"当归生姜羊肉汤"出自张仲景的《伤寒杂病论》，是一张经典的补虚方。方中以羊肉为主药，性温，能补益气血、温中暖下，适用于虚寒体质。当归则是补血活血的代表药材，能调和营卫，促进血液循环，并缓解血虚引起的疼痛或不适。生姜性辛温，具有祛寒散寒的作用，能协助羊肉温中暖下，同时行气解表，促进身体的温暖感。三味药合用，能共同起到补血、温阳、散寒的作用，特别适合治疗产后血虚寒凝所致的腹痛、虚弱怕冷等症状。

来一碗温暖的"当归生姜羊肉汤"吧！这个汤可以说是寒冬里的"暖心小火锅"，让你从内到外都暖和起来。当归是一种补血的好东西，能让你拥有更好的气色，脸色不会再那么苍白；而生姜就是用来祛寒的"小暖炉"，让身体里的寒气都散开来。而羊肉呢，本来就是暖身的佳品，吃完之后整个人都会觉得暖暖的，特别是冬天或是生理期的时候，喝上一碗，肚子就不再痛啦！而前面也说过"寒"对肾气的伤害，那么"当归生姜羊肉汤"就是帮助固护肾气的好料理！

韭菜是很容易种植且生长速度极快的蔬菜，被认为能温补肝肾。韭菜中含有"锌"与"硫化物质","锌"有助男性性能力,"硫化物质"能让人体释放一氧化氮、帮助血管扩张,因此有"壮阳"之效。韭菜又称"起阳草",有补肾、起阳的作用,也因容易使人起心动念,因此出家人被禁止食用韭菜。但它也是普通人强化肾气的好蔬菜。

别看羊肉、韭菜只是日常食物,这里面可是大有学问的。首先,羊肉在中医里可是宝贝!它属于"温补"的食物,意思就是说它能帮助提升我们身体的阳气,让我们变得暖暖的、有精神。你想象一下,冬天寒冷的时候来上一锅热腾腾的羊肉汤,那种从里到外的温暖感,真是让人觉得元气满满!羊肉里有丰富的营养,如蛋白质、铁质,这些都能帮助我们的身体更好地运作。

再说到韭菜,它可不只是炒蛋的好搭档。韭菜也是一种温补的食材,这个"起阳草"专门帮助我们提升阳气。注意啊,所谓的提升阳气不光是壮阳,还能帮助增强全身的精气神。韭菜里的营养也不少,如纤维、维生素 C,还有些能帮助消化的成分。所以韭菜不仅味道香,还能帮助我们更有精神,真的是餐桌上的健康小能手。

说到底,吃点羊肉和韭菜,不仅是因为它们好吃,还真的能帮助我们温煦提升肾气。特别是天冷的时候,感觉身体虚了、没什么劲儿,来点这些温补的东西,让身体暖

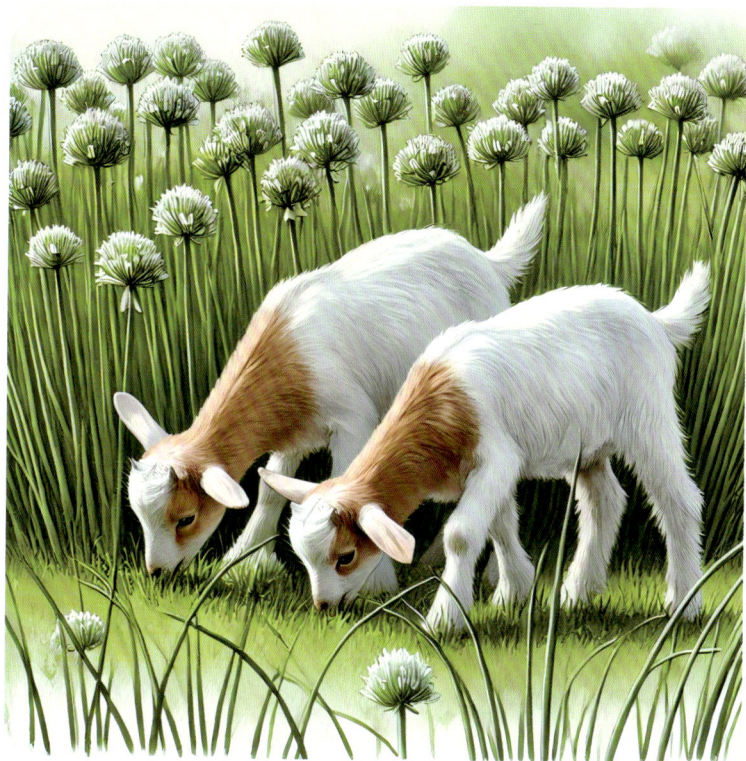

和起来，元气也跟着补起来。所以，下次如果觉得累了、懒洋洋的，不妨试试做一顿羊肉炖韭菜，既好吃又养生，让你从里到外都充满活力！

　　简单来说，这句话告诉我们：通过食物来调理身体是很有效的！既美味又能让自己更有精神，何乐而不为呢？

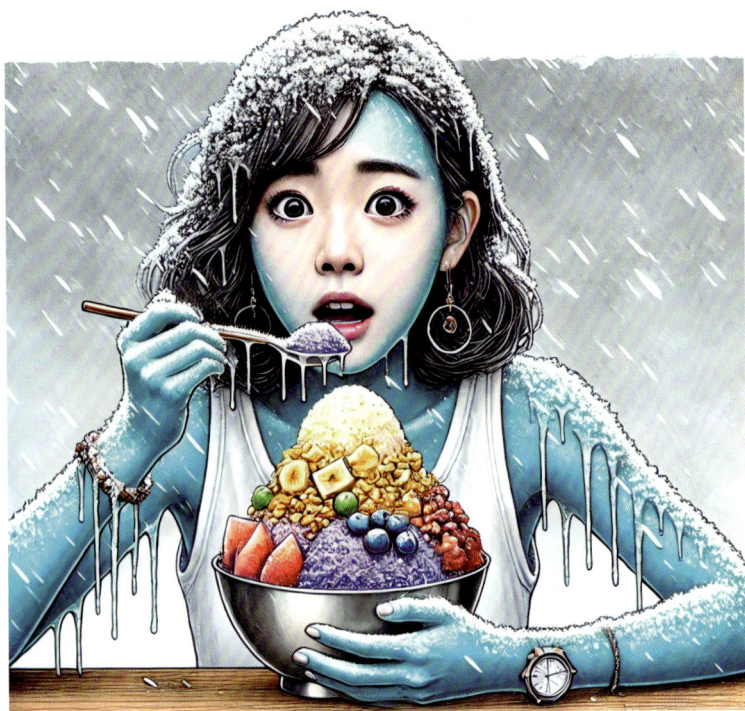

㉘
冷饮冷食少来点，
肾气可怕冰了

　　刚开始学中医的时候，我的老师石鸿英大夫一再强调"忌寒保暖"的重要性，他甚至在第一堂课的时候讲了一句话："吃冰会得癌症！"我当时觉得老师讲得也太夸张了些，但后来随着不断学习的过程中去思考这句话，我觉得还是有一定道理的。因为我们常常吃寒凉的食物，这会直接伤害我们的肾气，而肾气的虚衰就预示着内分泌的虚衰。这会造成我们体内的平衡被破坏，细胞的供氧和养分可能会有所不足，代谢废物可能会持续淤积。这时候的细胞就像一个吃不饱穿不暖的人住在不干净的屋里，就很可能发生不正常突变，当恶化到一定程度，那可能就是癌症了！所以，对于很多话，要领会其深层意义，而非浮于表面字词争执。

大家应该都知道，天冷的时候喝冰水会让人觉得浑身发冷，对吧？这就是因为身体里的"小暖炉"——肾气，特别害怕寒冷！有时候我们太喜欢喝冷饮、吃冰品，这其实对身体，尤其是肾脏，可能带来不小的压力。为什么这样说呢？因为肾气可是我们体内的"暖气团"，就像一个小锅炉，负责让全身保持温暖和充满活力！

试想一下，当我们喝下冰冰的饮料或吃了一大堆冰凉的食物，身体就像被倒入了一桶冰水，内部的小暖炉一下子就被浇熄了。肾气不再有足够的力量帮助我们保持暖和，这就是为什么有些人会觉得手脚冰冷，甚至腰酸背痛！特别是体质偏寒的人，肾气本来就比较弱，这时候如果还经常吃冷食冷饮，肾脏就更没办法好好运作了。

　　《黄帝内经》中的《灵枢·寿夭刚柔第六》中说："寒伤形，乃应形。"肾在五行中属水，水性阴寒，特别容易受到寒邪的影响。当寒邪侵入肾脏时，肾阳的功能就会被削弱，导致肾虚，这也是肾气虚弱的根本原因之一。过度饮用冷饮或食用冷食，可能会对消化系统和代谢系统产生压力，使内分泌失调，影响新陈代谢，进而影响免疫功能。因此，保护肾气意味着应适度摄取寒凉食物，避免过度寒冷刺激，方可保持肾脏和整体身体机能的平衡。

　　在生活中，很多人可能觉得喝冷饮能解渴、爽口，但其实长期下来，会慢慢让肾脏变得更"怕冷"。特别是天气凉了之后，喝热茶、喝汤、吃温热的食物，对肾气的保养非常重要。举个例子，老人家常说，女生在经期不要喝冰水，因为那时候身体往往比较虚弱，特别需要保护肾气，让自己不至于受寒，这样才能更快恢复健康。

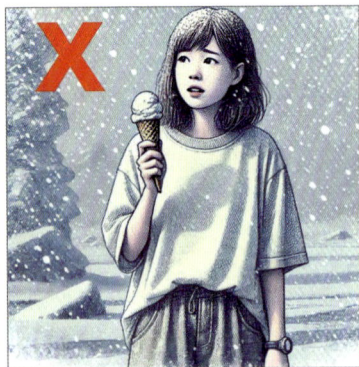

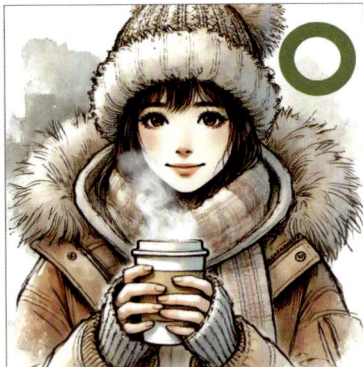

所以，在日常生活中如果想要维持好体力，避免手脚冰冷、精神不济，那么少吃点冷饮冷食，改喝温热的饮料，会让你的肾气更"给力"喔！记住，身体里的"暖气团"需要好好保护，这样你的健康也会跟着更稳固！

㉙

喝水要有度，晚上别喝太多，小心肾气"累翻了"

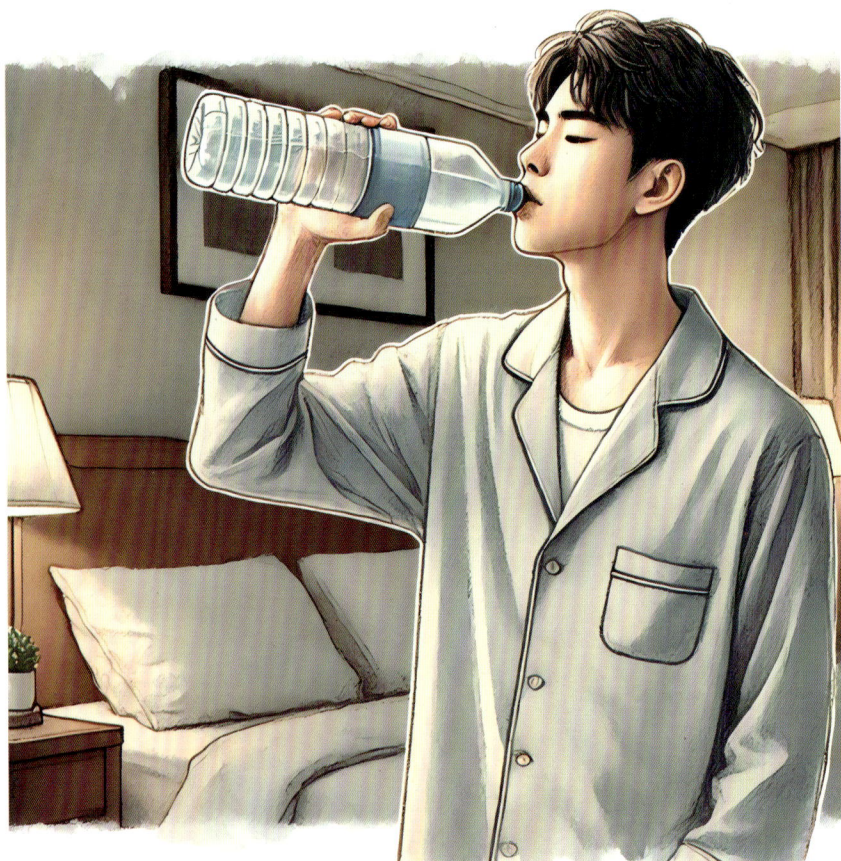

晚上喝水是不是一件很简单的小事呢？其实不然！"喝水要有度，晚上别喝太多，小心肾气累翻了！"这句话提醒我们，喝水虽然好处多多，但晚上喝太多，肾脏可是要超时加班的喔！

在《黄帝内经》中，肾脏被称为"主水"之脏，其功能包括管理体内的水液代谢平衡。肾脏控制着水液的排出和吸收，但肾脏的能力不是无限的。晚上是人体休息的时段，根据中医的理论，人体在夜间进入阴气较盛的状态，脏腑的功能逐渐放慢以恢复和调养身体。如果在晚上大量饮水，肾脏需要持续工作以处理多余的水分，这会打乱肾脏的自我修复过程，进而影响肾气的正常运作。

随着现代医学的进步，医学研究深入了解了过量饮水的危害，这时出现了"水中毒"（Hyponatremia）的概念。

水中毒指的是当人体摄取过多水分时，血液中的钠浓度会下降，造成低钠血症，这可能引发头痛、恶心、抽搐，严重时甚至会致命。这一问题在长时间运动或马拉松比赛后特别常见，因为运动员虽大量补充水分却没有补充足够的电解质。医学研究表明，20世纪中后期出现了几个与运动后过量饮水有关的案例，这些患者因水中毒而出现了危险症状，这就提醒人们饮水应适量。

这使笔者想到年轻时在军中服役的往事。部队里的大水桶旁边都会有一个盐盒，所有的士兵在用自己的水壶到大水桶装水的时候，都会从盐盒里取一小匙盐到水壶中。这就是为了避免过度喝水而造成低钠血症的做法。

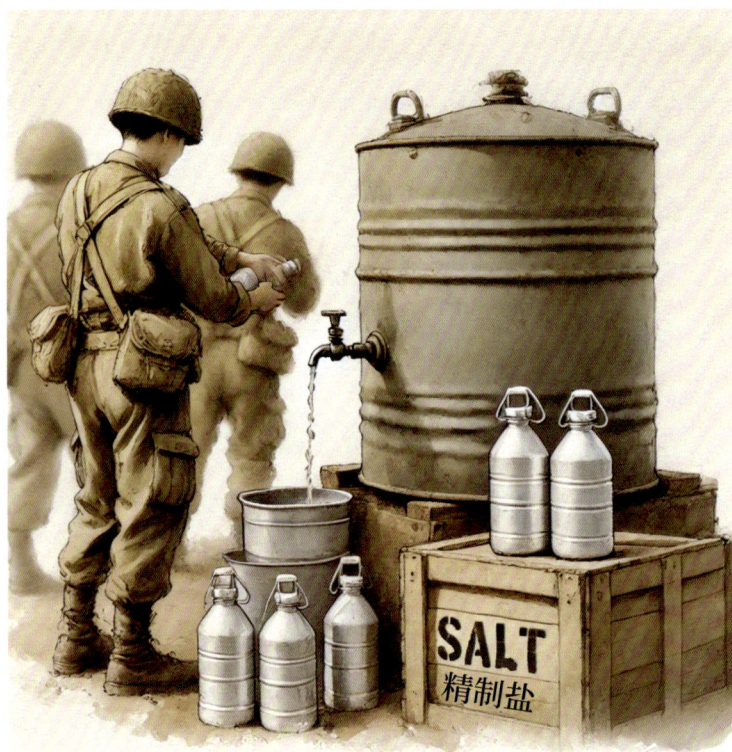

想象一下，我们的肾脏就像家里的过滤器，负责每天把我们喝进去的水过滤成尿液排出。白天我们活动多，肾脏运转正常，但到了晚上，身体准备休息，肾脏也想休息一下，修复一整天的疲劳。可如果你这时候猛灌水，肾脏就得加班处理这些多余的水分！结果你不但睡不好，还得起来上厕所，让肾脏一直运转，根本没法休息。

如果晚上经常这样喝太多水，肾脏的负担就会越来越重，长期下来，肾气就会变得虚弱。你可能会发现自己腰酸背痛、精神疲惫，甚至手脚冰冷，这些其实都是肾气虚弱的表现。更麻烦的是，肾气一旦累倒了，恢复起来可没那么容易。

所以，晚上喝水要有个"度"，虽然喝水对身体好，但过犹不及。白天可以多喝水，保持身体水分平衡，可到了晚上，就要适当控制，不然肾脏真的会被"累翻"！尤其是睡前一两个小时，最好少喝点水，这样你既能睡得好，肾脏也能有时间好好休息。

总之，爱惜肾脏就是爱惜自己！大家平常可以多关注自己晚上喝水的习惯，让肾气得到充分的保养。这样你会发现，精神变好了，腰也不酸了，整个人都充满了活力！记住，晚上喝的水不在多，适量就好！

㉚ 辛辣油腻食物要节制，要想固护肾气就不要偏爱这些重口味

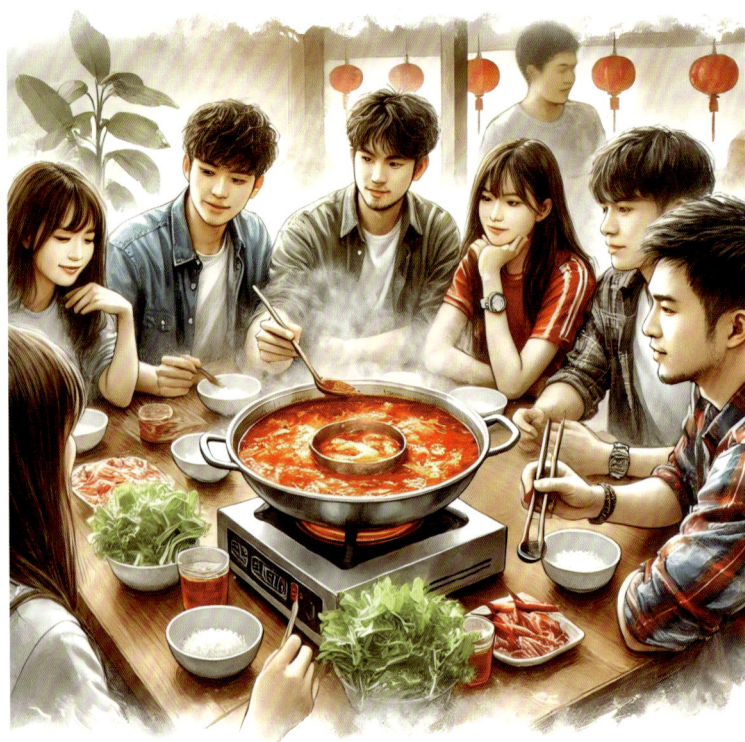

想象一下，你的肾气就像是一个勤劳的小工人，负责打理你身体里的水分、精气，让你每天充满活力。可是，小工人不喜欢那些辛辣、油腻的重口味食物！如果你经常吃火锅、炸鸡、重口味的烧烤，这些食物就像给小工人扔下了一堆"重物"，让他越来越疲惫，没法好好工作。

为什么说辛辣和油腻的食物对肾气不好呢？因为这类食物会让我们的身体"上火"，辛辣食物具有强烈的刺激性，容易耗伤体内的阴液。肾脏属于"水脏"，其功能需要阴液的滋养。过多食用辛辣食物会加重肾阴的消耗，导致阴虚火旺，进而影响肾气的正常运行。而油腻食物则属于重浊食物，长期食用不仅会增加体内痰湿、气滞，还会影响消化系统的运作，间接削弱肾脏的代谢能力。比如吃完辣的食物后，会觉得口干舌燥、喉咙不舒服，甚至手脚心还会发热。这些都是身体内部的"水分"被辛辣食物消耗掉的结果。肾脏需要足够的水分来保持它的正常运作，而过多的辛辣会让肾脏变得"火气大"，容易影响它的健康。

若依中医五行理论来看，我们可以推导出以下结论："伤肺，金生水，故会间接伤肾水"。

辛味属金，与肺脏相对应。根据中医理论，辛味食物具有发散作用，能够行气、发汗、祛风寒，如姜、辣椒等食物。但过度食用辛味，会耗伤肺气，这被称为"辛伤肺"。肺主气，负责呼吸和气的运行。如果辛味食物摄取过多，会损伤肺气，导致气不足、咳嗽、呼吸困难等症状。在五行中，"金生水"是相生的关系，意思是金（肺）有助于滋养和促进水（肾）的功能。具体来说，肺气的宣发和肃降作用，能帮助肾脏进行水液代谢，从而促进肾水的生成和运行。如果肺气充足，则有助于肾脏的气化功能，维持水液平衡。当肺气因过度食用辛味食物而受损时，"金生

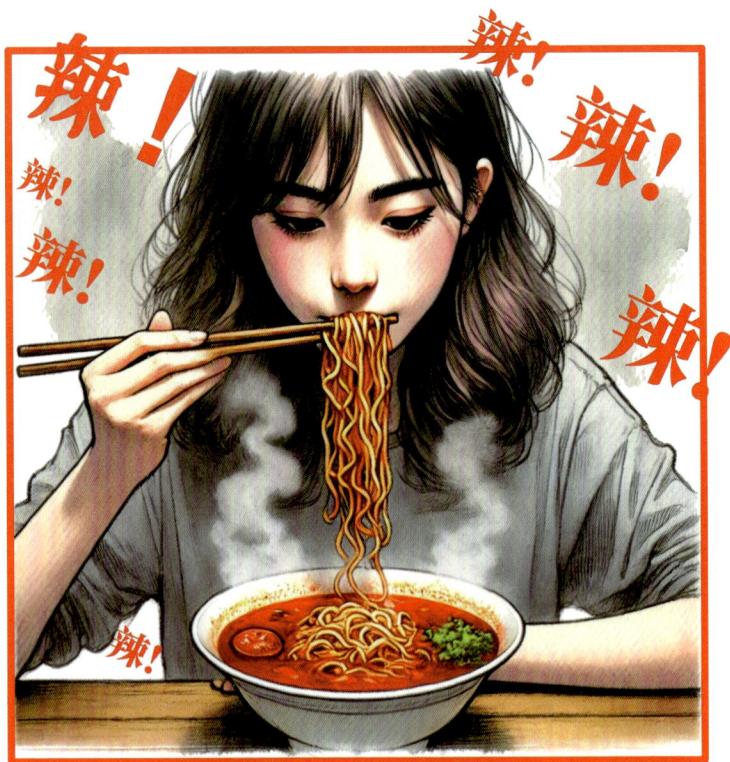

水"的相生关系就会受到影响。肺气不足，无法正常帮助肾脏进行水液的代谢和排泄功能，这就会间接损害肾水，导致肾气虚弱或肾水不足。因此，肺气虚弱会间接影响肾脏的健康。

换句话说，辛味食物伤肺会破坏金生水的平衡，导致肾脏无法正常发挥其代谢功能，从而影响水液的调控。长期摄取过多辛味食物，可能会导致肾气虚弱，出现腰膝酸软、夜尿多、疲劳等肾虚的症状。

而油腻食物如炸鸡、烧肉、奶油蛋糕这类东西，虽然好吃，但吃太多会让肾脏工作变得更加辛苦。就像在你的小工人身上堆了一堆垃圾，这些"油腻垃圾"会让身体的代谢变得慢吞吞，久而久之，肾脏就没法好好把水分和毒素排出体外，会让你觉得身体沉重、精神疲惫。

在生活中，很多人习惯重口味，尤其是聚餐的时候，一不小心就会吃过多的辛辣和油腻食物，但其实肾气最爱的还是清淡健康的食物，比如多喝水、吃蔬菜水果，这些食物就像是给小工人打的"小加油站"，让它更有力气去维持身体的正常运作。

所以，下次想吃火锅或者炸鸡的时候，记得提醒自己：肾气小工人可是怕累的，偶尔吃可以，但天天吃就不好了。保持清淡饮食，少油少辣，这样你的身体和肾脏都会感谢你喔！

★豆知识：辣椒不是传统食物喔！★

在四川和湖南等喜欢辛辣口味的地区，辣椒成为了许多经典菜肴的主要调味料，并形成了现代中国饮食中著名的川菜和湘菜的辛辣特色。但辣椒不是这些省份的传统食物喔！

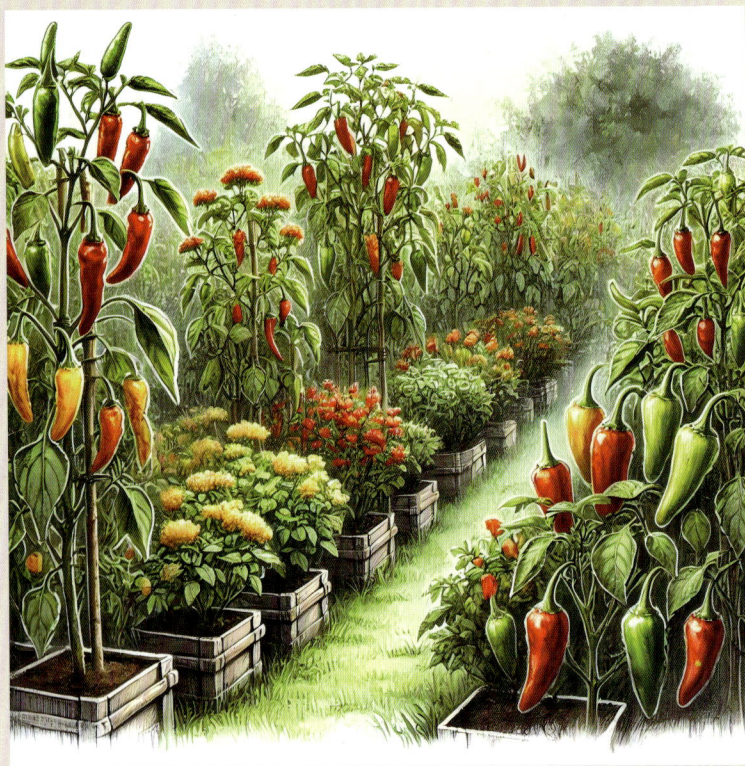

　　辣椒传入中国的时间大约是在明朝中后期，具体时间大约是 16 世纪末到 17 世纪初。辣椒原产于中南美洲，所以亚洲本来没有这种植物！16 世纪大航海时代开始后，随着欧洲殖民者（如西班牙和葡萄牙）的扩张，辣椒才逐渐传播到世界各地。

　　辣椒首先由西班牙和葡萄牙人带入亚洲，通过东南亚的贸易路线传入中国。明朝时期，随着贸易和航海活动的增加，辣椒被逐渐引入中国南方地区，特别是云南、贵州、四川等地。

　　在中国，辣椒初期主要作为观赏植物栽种，因为它鲜艳的果实具有很高的观赏价值。直到后来，当地人逐渐发现辣椒在烹饪中的独特味道，辣椒才逐渐成为中国饮食中不可或缺的一部分，极大地影响了很多地区的饮食习惯，尤其在四川、贵州、湖南等地，成为当地饮食文化的重要组成部分。

㉛ 黑色食物养肾力，
黑芝麻就是肾气好伙伴

　　我们常常见到道行高深的道长身上都挂着个葫芦，那到底"葫芦里卖的是什么药呢？"道长会告诉你这是"补五脏、益气力、长肌肉、填精髓"的圣药，于是，大家都希望自己也来上几颗"仙丹"。

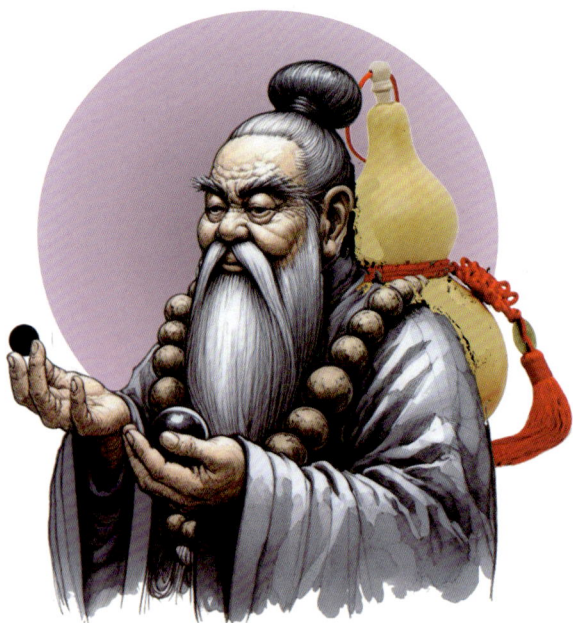

　　但其实说穿了，这种"仙丹"很多时候就是去皮的黑芝麻做成的黑芝麻丸！这是补肾气的重要食物，想要养生抗老的朋友们千万不能错过呀！

　　如果你感觉最近身体有点虚，特别是总觉得腰酸背痛、精神不振，这时候就来点黑芝麻和黑豆吧！肾气可是"超爱"这些食物！为什么这么说呢？根据中医五行理论，五行与五脏相对应，其中"水"对应的是肾脏，而肾的颜色属黑。因此，多数黑色食物被认为有补肾的作用，这包括黑芝麻、黑豆等。

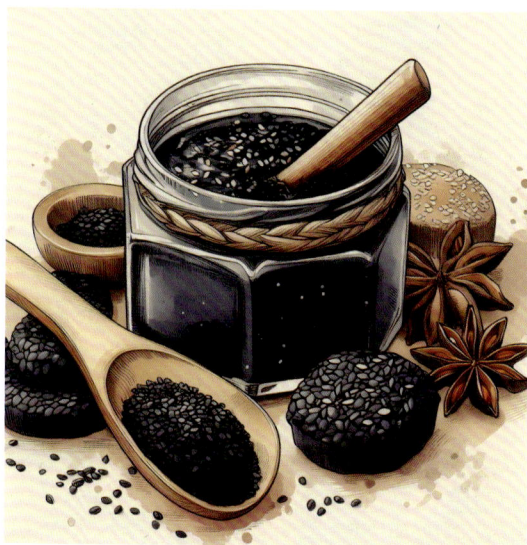

　　黑芝麻里面有很多对肾脏有好处的营养成分。它不仅可以让头发变得乌黑亮丽，还能够补充肾脏的"油水"。黑

芝麻在中医中属于补益类的药食两用食材。它性平味甘，入肝、肾经，具有补肝肾、益精血的作用。黑芝麻特别适合肾虚的人群。黑芝麻富含油脂和营养成分，对于养血润燥、滋养肾阴有显著效果。

明代李中梓先生的《本草征要》一书中说："（黑芝麻）养血润肠，燥结焦烦诚易退……除上述者外，又能补肝肾，能润五脏，虚风眩晕，病后虚羸，须发早白，产妇乳少，常服之，均有益。"

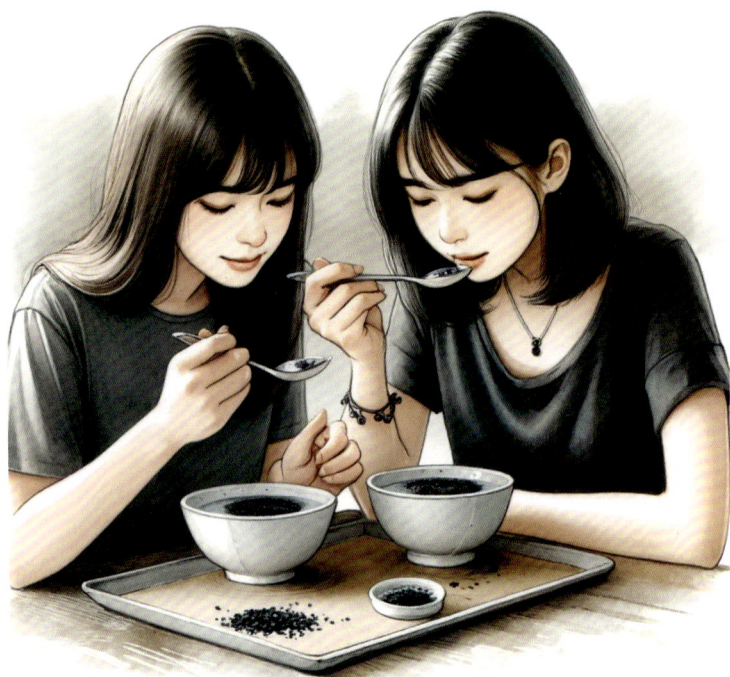

　　说白了，黑芝麻这一类的黑色食物就是肾气的"补品"，在日常生活中可以多吃点。你可以把黑芝麻粉撒在早餐的燕麦里，或者把黑豆煮汤喝，都非常方便又健康。当你感觉到体力下降、腰膝酸软的时候，这些黑色食物就是你的最佳选择！保持肾脏的健康，让自己拥有源源不断的能量，轻松应对每一天！

㉜
黑豆——固护肾气的好食物

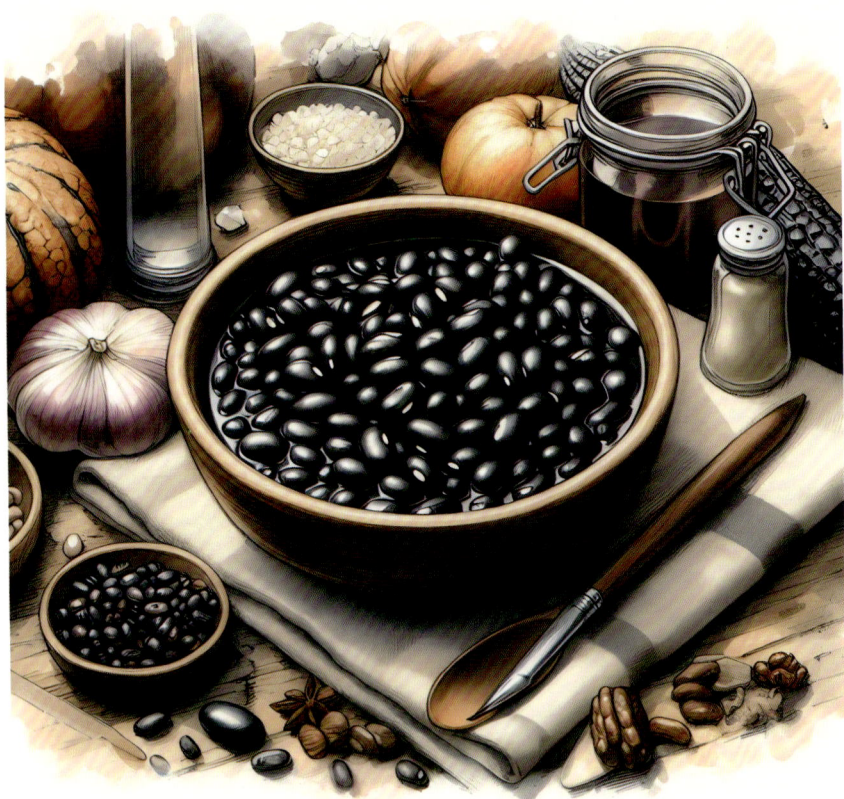

如果你感觉最近总是腰酸背痛，整天没精打采，那么来点黑豆吧！黑豆可真是补肾气的好帮手！为什么说它对肾气这么好呢？因为在中医里，黑色的食物都和肾脏特别对应，肾脏最"喜欢"的就是这些黑黑的小东西。而黑豆呢，就是其中的"大明星"。根据中医的五行理论，肾脏属于"水"，而水对应的颜色是黑色，因此，黑色食物多数对肾脏具有补益作用。黑豆，作为一种典型的黑色食物，因其营养丰富且在补肾方面有显著效果，成为了固护肾气的优选食物之一。

首先，黑豆看起来是不是很像我们的肾脏？这可不是巧合，古人认为"以形补形"，黑豆这种像肾脏的食物就有很强的补肾效果。当你吃黑豆的时候，就像是在给你的肾脏加油，帮助它更好地工作。特别是黑豆里面的营养成分，如植物蛋白、维生素E和铁，对身体来说都是超级补品，它们不仅可以让你精神更充沛，还能让你的肾脏更强壮，让你不再腰酸背痛。

黑豆可以用来煮汤、煮粥，或者直接打成豆浆，怎么做都好吃又健康！如果你每天来点黑豆，可能一开始不会觉得有什么特别的变化，但长期下来，你会发现自己越来越有精神，身体的"发动机"——肾脏感觉更加有力，不再容易感觉疲倦。而且，黑豆还能够帮助你保持年轻，因为它有很强的抗氧化作用，可以对抗衰老！

　　笔者的祖母长年服用醋泡黑豆，这种天然的食品是她长寿的秘诀，她在91岁那年去做身体检查，结果所有的指数都在正常范围内。

　　如果你经常感觉身体虚弱，精神不济，黑豆真的是一种非常简单、实惠又有效的补肾食物。你可以把它当作日常的小零食，或者每周煮个黑豆汤来喝，既美味又能强健身体。别忘了，肾气可是决定你活力的关键，而黑豆就是帮助你保持肾气旺盛的"小帮手"！所以，赶紧来试试这个天然又好吃的养生方法吧！

★黑豆做成的豆豉也是好食物★

黑豆做成的豆豉同样具有补肾的功效，这源于黑豆本身的特性，以及发酵过程中对营养成分的转化。中医和现代营养学都认为，豆豉在补肾方面具有独特的作用！

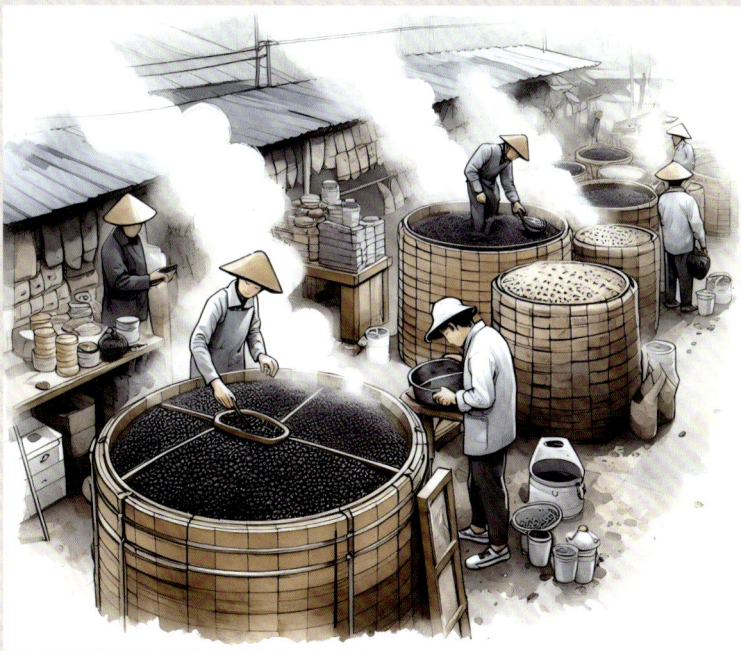

在中医理论中，黑豆属于补肾佳品，而通过发酵制成的豆豉，在补肾的基础上还增添了独特的药理功效。黑豆入肾经，性平味甘，能够滋养肾阴，补充肾气，并具有清热解毒的功能。发酵过程使黑豆的营养成分更加易于吸收，特别是在清热解表、通经活络等方面效果更佳。豆豉性寒味咸，能够入肺经与肾经，具有解表、清热、养肾的功效。

《本草经疏》一书对豆豉有很清楚的说明："豉，诸豆皆可为之，惟黑豆者入药。有盐、淡二种，惟江右淡者治病。经云：味苦，寒，无毒。然详其用，气应微温。盖黑豆性本寒，得蒸晒之，气必温。非苦温则不能发汗开腠理，治伤寒头痛寒热，及瘴气恶毒也。苦以涌吐，故能治烦躁满闷。以热郁胸中，非宣剂无以除之。如伤寒短气烦躁，胸中懊憹，饥不能食，虚烦不得眠者，用栀子豉汤吐之是也。又能下气调中，辟寒，故主虚寒喘吸，及两脚冷疼。"

此外，豆豉作为发酵后的黑豆，更容易被人体消化吸收，能促进肾脏的气化功能，增强肾脏代谢水液的能力，这有助于调节水液平衡，防止水肿和肾脏负担加重。

从现代营养学的角度来看，黑豆本身富含优质的植物蛋白、维生素 E、铁和钙等营养成分，这些成分对保护肾脏、促进代谢和增强免疫力都有显著作用。而在发酵成豆豉的过程中，黑豆的营养成分经过微生物的发酵转化，产生了更多的活性成分，如 B 族维生素、氨基酸和抗氧化物质。

发酵使豆豉中的植物蛋白质分解为更容易吸收的小分子氨基酸，这有助于促进肾脏细胞的修复和再生。此外，发酵过程还产生了抗氧化物质，这些物质能够有效对抗自由基，减少肾脏细胞的损伤，从而保护肾脏免受氧化压力的损害。豆豉还含有益生菌和酵素，这些成分能够促进消化道健康，增强免疫系统，这对于保护整体健康和支持肾脏功能非常重要。特别是对于那些肾脏功能较弱的人来说，适量食用豆豉可以帮助他们提高代谢能力，减轻肾脏的负担。

黑豆制成的豆豉，因为经过发酵过程，营养成分得到升华，特别适合用来补肾。它不仅保持了黑豆补肾的基本功效，还能通过其发酵产生的活性物质更好地促进肾脏功能和整体代谢健康。因此，豆豉是一种美味又健康的肾脏保养食材，适合日常食用来强健肾气。

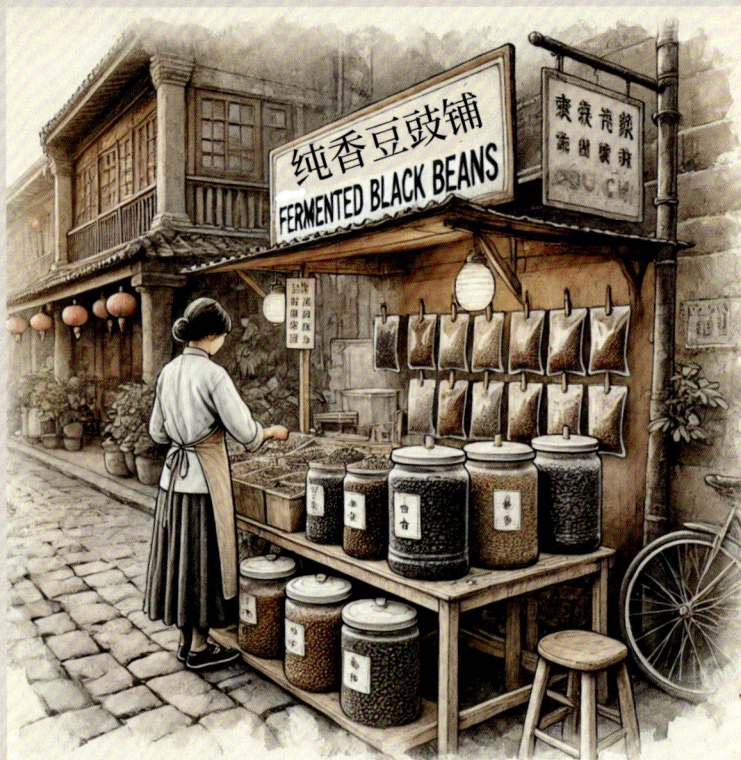

㉝
豆类、谷物不能少，
肾气也要健康营养

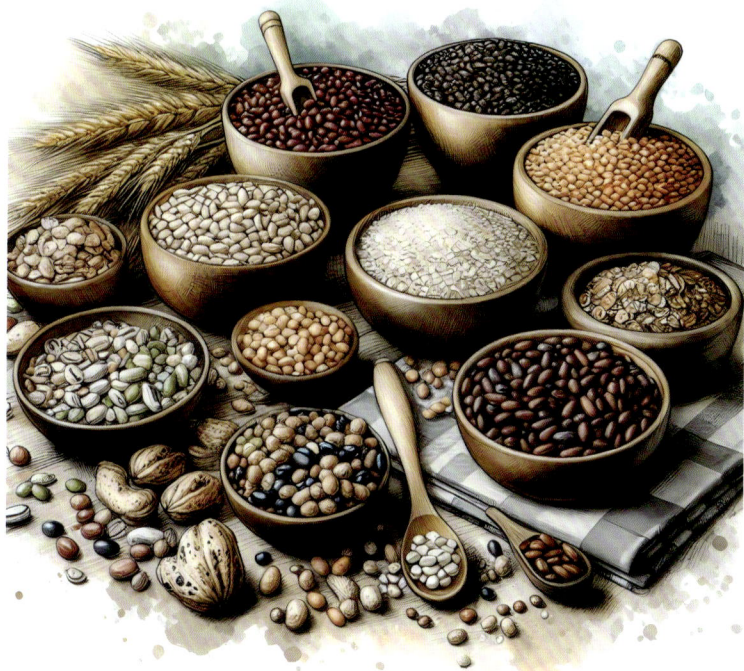

　　想象一下，你的身体像一座"能量工厂"，而肾气就是这座工厂的"大发电机"，它负责为身体的每一个部位供应

能量。如果发电机没电了，你就会觉得腰酸背痛、没精神，做什么都提不起劲。

"豆类"像是身体的"小工人"，特别是黑豆、红豆、黄豆，它们富含蛋白质，帮助修复和强化肾脏的功能。就像一个小工人每天在修理发电机一样，让你的肾脏恢复健康、精力充沛。而且豆类还很有"营养"，里面有各种对身体好的成分，比如膳食纤维、维生素，这些东西就像是给工厂添加了新的设备，让整个系统运行得更顺畅！

在中医五行理论中，肾脏属于"水"，而"五谷为养"（麦、黍、稷、稻、豆）中和肾有关的是"豆"。这意味着谷物能够滋养人体的元气，而益元气的"豆"又与肾脏密切相关。

豆类食物富含植物蛋白、膳食纤维、维生素和矿物质，如铁、钙、镁等。植物蛋白是构成肾脏组织的重要成分，有助于肾脏细胞的修复与再生。

"谷物"呢，像是给身体提供稳定能量的"小火车"。你知道吗？肾气需要稳定的能量来维持健康，而谷物正好提供了这种"长效电池"的感觉。每天吃点米饭、燕麦、小米粥，不仅能让你感到饱足，还能持续给肾气"充能"。这些谷物里的碳水化合物会慢慢释放能量，让你一天都感觉有劲，不会容易疲劳。而谷物富含碳水化合物和膳食纤维，这些成分可以为身体提供稳定的能量，同时调节肠道健康，促进消化吸收功能的正常运作，这对于肾脏的保护也有帮助。

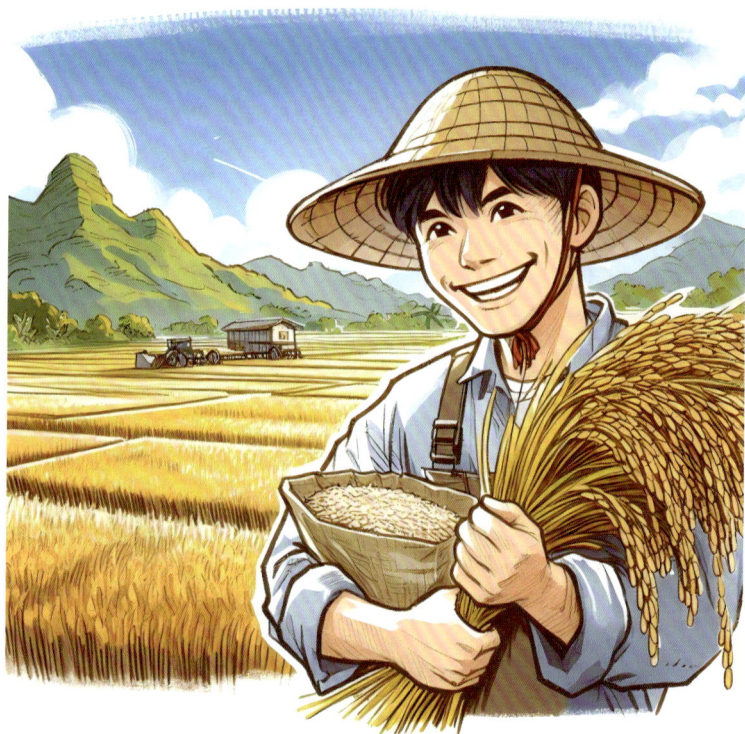

　　肾气虚弱通常表现为疲倦乏力、腰膝酸软、尿频、夜尿多等症状。这是因为肾脏在代谢中失去了充足的营养支持，导致肾气无法保持平衡。适量摄取豆类和谷物，可以提供身体所需的蛋白质、碳水化合物和其他重要营养，进而滋养肾脏、保护肾气。通过日常饮食中的豆类和谷物摄取，能够达到补肾养气的效果，维持肾脏功能的正常运行，并防止肾气虚弱。对于那些经常觉得累、精神不振的人来说，多吃点豆类和谷物就像是给身体加了"强效电池"。你可以早上吃点燕麦片，中午来点红豆饭，晚上喝一碗豆浆，这些都能帮助你的肾气保持旺盛。特别是黑豆，它可是肾脏的"大补品"哦！

所以说，如果想要每天都保持满满的活力，就别忘了让豆类和谷物出现在你的餐桌上！它们不仅好吃，还能让你的肾气越来越强，让你每天都充满动力，活力满满！

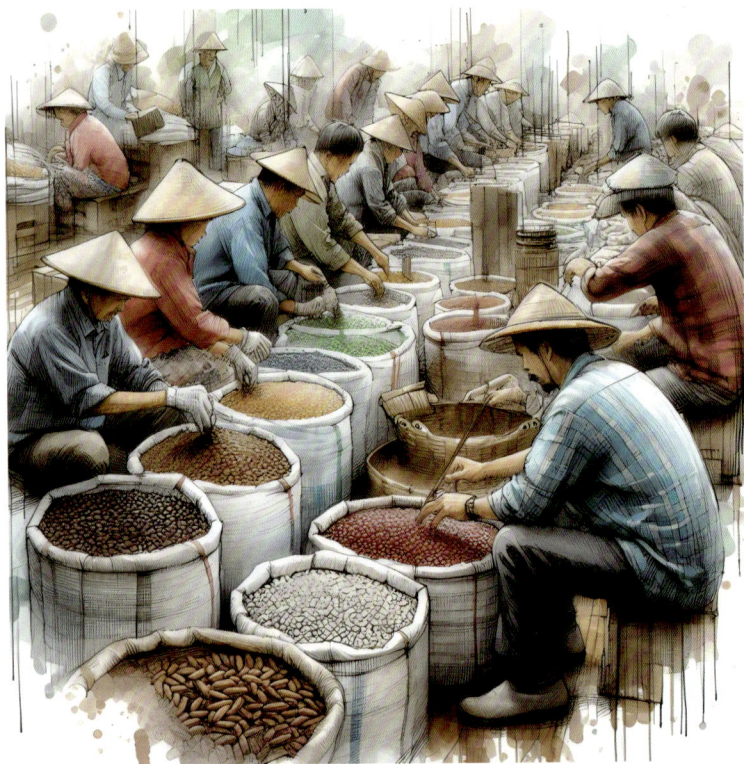

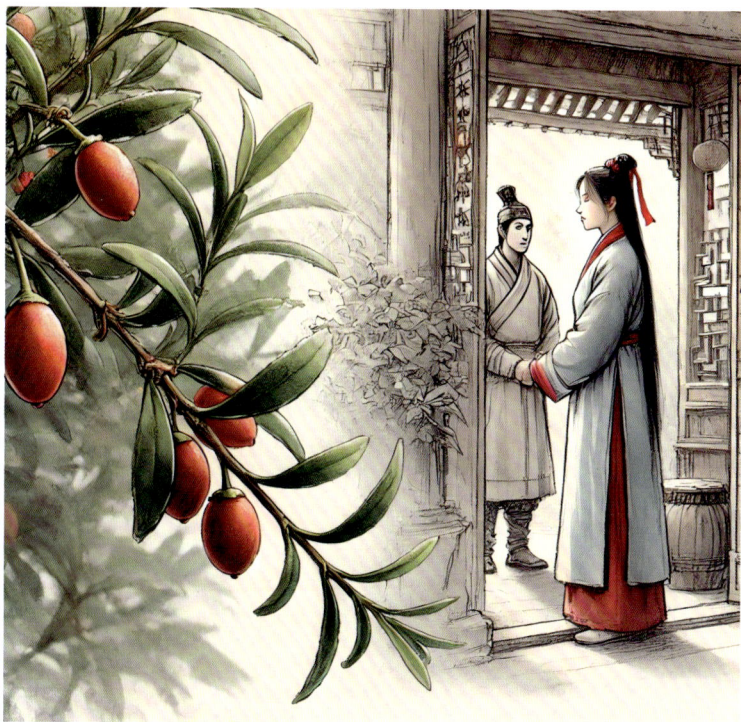

㉞
枸杞来一点，
肾气也跟着旺起来

在古代，枸杞被认为具有"滋补肾气、增强精力"的作用，特别是在中医理论中，枸杞被认为能够"补肾益精"，而肾主生殖功能，与人的性功能和精力密切相关。因此，古代的妇女在丈夫出外远行时，往往会避免让丈夫吃枸杞，因为她们担心枸杞会增强丈夫的性欲或精力，从而可能产生不忠的行为，正所谓"郎君此去戒枸杞，莫忘家门有拙妻"。

这种观念其实是基于对枸杞药理作用的夸大理解，更多的是一种民间说法，但也说明了枸杞在补肾方面的功效是不错的。

如果你想要每天都感觉精力充沛，那就来一点枸杞吧！枸杞是泡在保温杯里的"养生必备药"，它确实对肾脏有着非常好的帮助，让你的肾气跟着"旺"起来！

为什么枸杞对肾气有这么大的好处呢？我们的肾脏就像身体里的"发动机"，负责储存和释放能量。而枸杞就像是"发动机的强化剂"，能够帮助肾脏保持强壮和健康。枸杞里面有很多对身体有益的成分，比如维生素、矿物质和枸杞多糖，这些都是让肾气更旺盛的"好帮手"。

枸杞性平味甘，归肝经和肾经，主要功效是滋补肝肾、益精填髓。肾脏在中医理论中负责藏精，肾气充足则精气足，这对维持生命活力、促进生长发育、调节生殖功能至关重要。枸杞子具有滋补肾阴、填补肾精的作用，对肾气亏虚有很好的调理效果，特别是对于肾阴虚引发的腰膝酸软、疲劳乏力、视力模糊等症状有显著疗效。肾脏主水液代谢和精气的储藏与运行，而肾气的充盈与健康直接影响人体的活力、精力和免疫力。枸杞子富含多种营养成分，如多糖类、氨基酸、维生素及微量元素，这些成分能够滋补肾阴、提升肾气，从而促进肾脏的代谢功能。枸杞中的枸杞多糖还具有抗氧化作用，能够减少肾脏细胞的氧化损伤，保护肾脏免受衰老和病理损害。

现代研究表明，枸杞多糖和其他活性成分可以促进免疫系统的调节，增强人体的抗病能力。对于肾虚体质，枸杞能够增强肾脏的代谢功能，改善肾脏功能不全带来的病

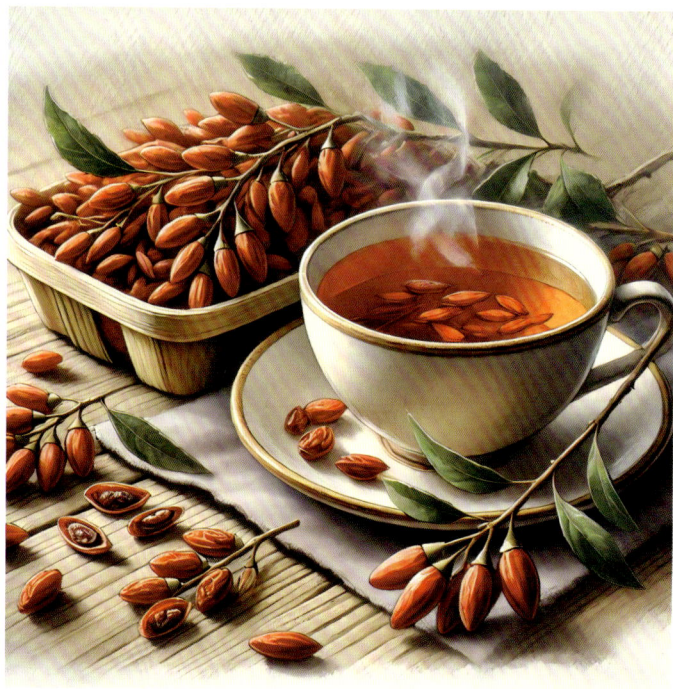

理状况。枸杞还被证明能够改善肝肾的功能，促进血液循环和细胞再生，因此在保护肾脏、增强肾气方面有积极的作用。

你只需要每天来几颗枸杞，无论是泡茶、煮粥还是直接当零食，都能给你的肾脏来点"小惊喜"。当你的肾气强壮了，你会发现腰不再酸了，整天都有干劲，连视力也变得清晰了。枸杞还能帮助你保持好心情，因为当肾脏健康时，整个人也会感觉精神抖擞，做事更加有活力。

枸杞不仅好吃，还特别适合那些感觉经常疲倦、精力不济、腰酸背痛的人。平时泡一点枸杞水，或者在早餐的粥里加些枸杞，都能帮助你补充肾气，让身体保持年轻的活力。特别是对于长期熬夜、工作压力大的人来说，枸杞是天然的"能量补充剂"。

如果你想每天都能充满干劲和活力，记得别忘了吃点枸杞！它不仅能滋养肾脏，还能让你精神饱满、眼睛明亮，让你的肾气变得更强壮。就像一句老话说的，"人老心不老，枸杞加得好"，只要你保持这个好习惯，肾气就会一直"旺"起来，通过枸杞滋养肾精、调节免疫系统和抗氧化功能，让你的身体充满正能量！

㉟ 抗氧化食物吃起来，肾气不衰弱

如果你想要保持肾气充沛、活力满满，那么抗氧化食物就是你每天餐桌上的好帮手！吃这些"天然保养品"，可以帮助你延缓衰老，让肾气"保持年轻"，不会早早衰退哦！

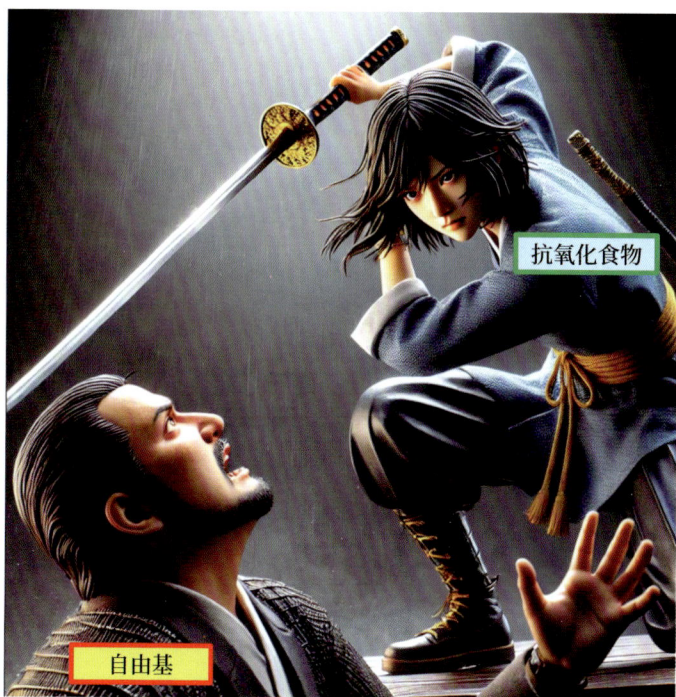

抗氧化食物

自由基

氧化压力是人体内自由基过量产生的一种状态，自由基会攻击细胞，造成细胞损伤甚至死亡，这对于肾脏细胞尤其有害。肾脏是体内代谢和排毒的重要器官，长期处于氧化压力下，会影响其功能并加速肾气的衰退。抗氧化食物富含多酚、维生素 C、维生素 E 等抗氧化成分，能够抑制自由基的产生，修复氧化损伤，从而保护肾脏细胞。

现代研究表明，氧化压力与衰老过程有密切关联，而抗氧化剂能够有效清除自由基，延缓器官功能的退化。研究显示，长期摄入抗氧化剂丰富的食物能够提高肾脏的抗氧化防御能力，降低患肾脏疾病的风险，并延缓与年龄相关的肾气衰退。因此，经常摄取抗氧化食物有助于保持肾脏功能的健康，从而延长肾气的寿命。

自由基会攻击我们的细胞，就像是让身体里的"机器"生锈一样，特别是对肾脏这样每天帮助我们排毒和代谢的重要器官。如果肾脏被自由基攻击得太厉害，肾气就会变得虚弱，身体也会慢慢感觉疲倦，甚至可能出现腰酸背痛的问题。

而抗氧化食物就像是"清道夫"，能够帮助我们清理体内的自由基，修复细胞，保护我们的肾脏。常见的抗氧化食物包括蓝莓、黑豆、绿茶、枸杞等。这些食物富含"神奇"的抗氧化物质，比如维生素 C、维生素 E，以及多酚、类黄酮等成分。每天来一点抗氧化食物，能让你的肾气更强壮，感觉不那么容易累。

　　想象一下，抗氧化食物就像是给肾脏加了一层"防护罩"，不仅让你的肾脏保持健康，还能让你整个人看起来更年轻、更有精神。比如，早晨喝一杯绿茶，来几颗枸杞，午餐时吃点黑豆沙拉，这些小小的改变，就能让你的肾气"高兴得跳起来"！这些美味又健康的食物不仅保护肾脏，还能让你保持精力充沛，让身体远离疲惫感。

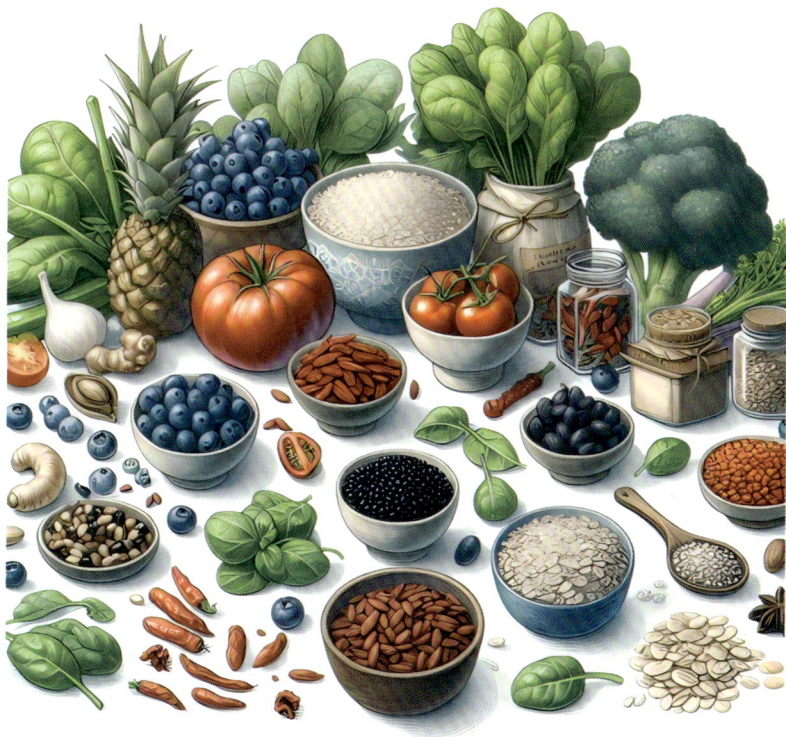

总结来说，抗氧化食物是保持肾气年轻和活力的秘密武器。只要你每天给身体补充一点这类食物，像是在帮肾脏进行一次"大扫除"，让它更加健康、更加强壮。肾气充足了，你的身体自然就能保持青春和活力。所以，快把抗氧化食物加到你的日常饮食中吧！

★常见的抗氧化食物★

抗氧化食物富含抗氧化剂，能够清除体内的自由基，减少细胞损伤，从而延缓衰老、保护健康。以下是一些常见的抗氧化食物：

1. 水果类

- 蓝莓：富含花青素，具有强抗氧化作用。
- 草莓：富含维生素C和抗氧化剂，能够保护细胞。
- 红石榴：含有大量的多酚，有助于抗炎和抗氧化。
- 葡萄（尤其是紫色葡萄）：含有白藜芦醇和多酚，对抗氧化非常有益。
- 橙子和其他柑橘类水果：富含维生素C，是强效抗氧化剂。
- 樱桃：富含维生素C和花青素，能够抗氧化、抗发炎。

2. 蔬菜类

- 西红柿：富含番茄红素，是一种强效的抗氧化剂。
- 红椒和黄椒：富含维生素C和胡萝卜素，有助于抗氧化。

- 菠菜：富含维生素E和胡萝卜素，有助于保护细胞。

- 甘蓝：含有多酚、维生素C和其他抗氧化剂，对抗衰老有益。

- 胡萝卜：富含 β-胡萝卜素，能够中和自由基。

- 绿花椰菜：含有多酚和维生素C，有助于增强免疫力。

3. 豆类和谷物类

- 黑豆：富含多酚和抗氧化剂，能保护细胞健康。

- 红豆：富含膳食纤维和多酚，有很好的抗氧化效果。

- 燕麦：含有 β-葡聚糖，具有抗氧化、抗炎的作用。

- 糙米：富含抗氧化剂，能促进细胞修复。

- 小扁豆：富含植物蛋白和抗氧化剂，能保护细胞免受损伤。

4. 坚果和种子类

- 核桃：富含维生素E和多酚，对抗氧化非常有效。

- 杏仁：含有丰富的维生素E，是强效的抗氧化剂。

- **亚麻籽**：含有Omega-3脂肪酸和抗氧化多酚，有助于减少炎症。
- **南瓜籽**：含有多种维生素和矿物质，以及抗氧化剂。

5. 茶和饮品

- **绿茶**：富含儿茶素，具有强效抗氧化、抗癌效果。
- **红茶**：含有多酚类化合物，具有抗氧化作用。
- **咖啡**：含有大量的抗氧化剂和多酚，可以对抗自由基。
- **红酒**：富含白藜芦醇和其他多酚，对抗氧化和心脏健康有益。

6. 其他食物

- **黑巧克力**（可可含量高）：富含多酚和黄酮类化合物，具有良好的抗氧化效果。
- **橄榄油**：含有单不饱和脂肪酸和抗氧化多酚，对心血管健康有益。
- **枸杞**：含有枸杞多糖，能够抗氧化、抗衰老。
- **海藻**：富含多酚和其他抗氧化剂，有助于保护细胞健康。

小结

这些抗氧化食物都富含多酚、类黄酮、维生素C、维生素E等强效抗氧化剂，能够有效清除体内的自由基，保护细胞，延缓衰老。将这些食物融入日常饮食，有助于提高免疫力，增强身体的抗病能力，并维护肾脏、心脏和大脑的健康。

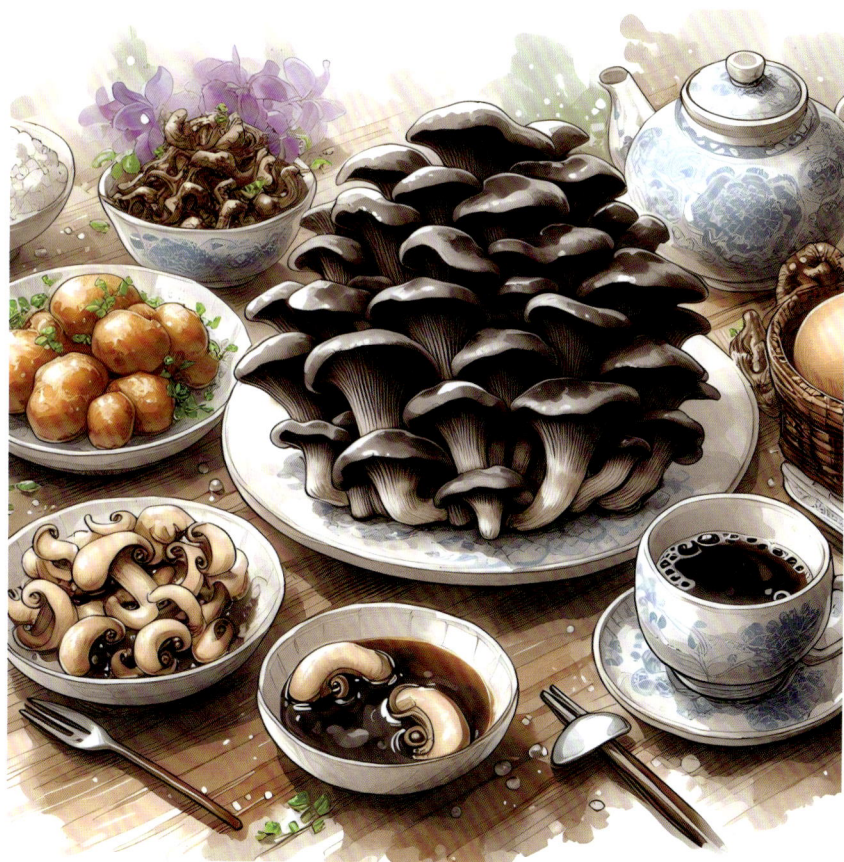

�36
黑木耳补肾好，
来一点补补肾气

黑木耳这种神奇的小东西，可能平时吃火锅的时候，你会看到它静静地漂在汤里，默默地吸满汤汁，看起来像是一个吸水的小海绵，但它的内在可是充满了宝藏，尤其对于那些感觉常常腰酸背痛、容易疲倦的朋友来说，黑木耳可是你的小救星喔！

为什么黑木耳跟"补肾"有关呢？这要从中医的角度来说，肾脏可不是只管排尿而已，它还是人体能量的仓库，负责储存我们的精气。当你的"肾气"不足时，你可能会觉得精神不济、腰酸膝软，甚至连记性都变差了！这时候，就该找些滋补的东西来好好补一补，而黑木耳就是个很好的选择。《神农本草经》是中国最经典的药学典籍，成书于东汉时期，相传是由神农氏所编纂。这部经典的药书记载了许多植物、矿物和动物的药性，书中提到黑木耳能"益气、不饥、轻身、强志"，这表明古人认为黑木耳可以补充体力，使人不易感到疲倦，并有助于增强体质和意志力。一见到"强志"二字，就代表着这是可以补肾气的好东西！

黑木耳不仅味道清淡，口感爽脆弹牙，它还富含多种营养成分，如蛋白质、膳食纤维，还有一些重要的维生素和矿物质。它们能帮助身体提升免疫力，最重要的是，黑木耳对肾脏特别友好。黑木耳有一种凉爽的性质，这就像是给肾脏送去一股清凉的风，特别适合那些容易上火、感觉内热的人。而且它还能"滋阴"，这是中医的一种说法，意思就是它能帮助身体保持水分，让你的内脏不会觉得干燥。

唐代孟诜的《食疗本草》是中国最早的一部专门探讨食疗的医书，其中也提到了黑木耳的食疗价值。孟诜强调黑木耳的"凉血"作用，这与现代中医的观点相符，即黑木耳适合那些体内有热毒的人群食用。该书中还提到黑木耳能够清热解毒，并且对于调理血液和消肿具有很好的效果。这表明在唐代，黑木耳不仅是一种常见的食材，也被视为养生保健、滋阴清虚火的重要选择。它更能增强机体对抗自由基的能力，并减少肾脏受到的氧化损伤。

有时候，我们可能会感觉晚上睡不好、常常醒来，甚至还会半夜冒汗。这往往是"肾阴不足"的表现。简单来说，就是肾脏没能保持足够的水分和能量，这时候吃些黑木耳可以帮助"润肾"，就像是给肾脏补充了足够的水源，让它能够正常运作，整个人也会觉得比较有活力。

所以下次如果你感觉肾气有点不够用，试试在你的汤里或炒菜里加一点黑木耳！不仅能让你的料理更有口感，也能给你补足肾阴、强化肾气。这可是轻松又健康的养生小秘方喔！记得，黑木耳不仅好吃，还是肾脏的好朋友，平常多吃一点，保护肾脏，让你每天都精神满满！

食谱：黑木耳炒蛋

材料：

- 干黑木耳：15 克（约一小把）

- 鸡蛋：3 颗

- 蒜末：2 瓣蒜剁碎

- 葱花：2 根（切碎）

- 红辣椒：1 个（可选，增添一点辣味）

- 生抽：1 汤匙

- 蚝油：1 汤匙

- 盐：适量

- 鸡粉：少许（可选）

- 胡椒粉：少许

- 清水：适量（泡发黑木耳用）

- 油：适量（炒菜用）

做法：

1. 泡发黑木耳

○ 将干黑木耳放入碗中，加入温水泡发约 30 分钟，直到黑木耳完全膨胀并变软。

○ 泡发后，将黑木耳摘去根部（较硬的部分），用清水冲洗干净，再切成适口的小片。

2. 准备鸡蛋

○ 将鸡蛋打入碗中，加入少许盐和胡椒粉，搅拌均匀，备用。

3. 炒蛋

○ 在锅中加热适量油，将打散的蛋液倒入锅中，炒至蛋液凝固但还略有水分时，立刻盛出，备用。

4. 炒黑木耳

○ 在同一锅中加入少许油，放入蒜末和葱花爆香，随后加入泡发后的黑木耳，翻炒均匀。

○ 加入切好的红辣椒（可选），炒至黑木耳稍稍变软。

5. 调味

○ 加入生抽、蚝油，根据口味加入少许盐和鸡粉（可选），继续翻炒，让黑木耳均匀入味。

○ 倒入炒好的鸡蛋和黑木耳混合翻炒，让鸡蛋吸收汤汁。

6. 出锅

○ 当所有材料均匀混合并散发出香味时，关火，撒上少许葱花点缀，即可装盘。

小贴士

● 泡发黑木耳时，温水效果较好，且要泡足够时间，让它完全吸收水分。

● 如果喜欢更浓郁的口感，可以在炒黑木耳时稍微加一点水，让调味料更好地渗透。

● 这道菜清淡爽口，非常适合搭配米饭或作为各式主食的配菜。

营养价值

这道菜结合了黑木耳的高纤维、低热量特性和鸡蛋的蛋白质，富含维生素与矿物质，是一道非常健康的家常菜。同时，黑木耳具有润肺补肾、清热解毒的作用，对身体保健很有帮助。

希望这个食谱能让你享受美味且健康的家常菜！

�37 补肾茶——养肾气的小帮手

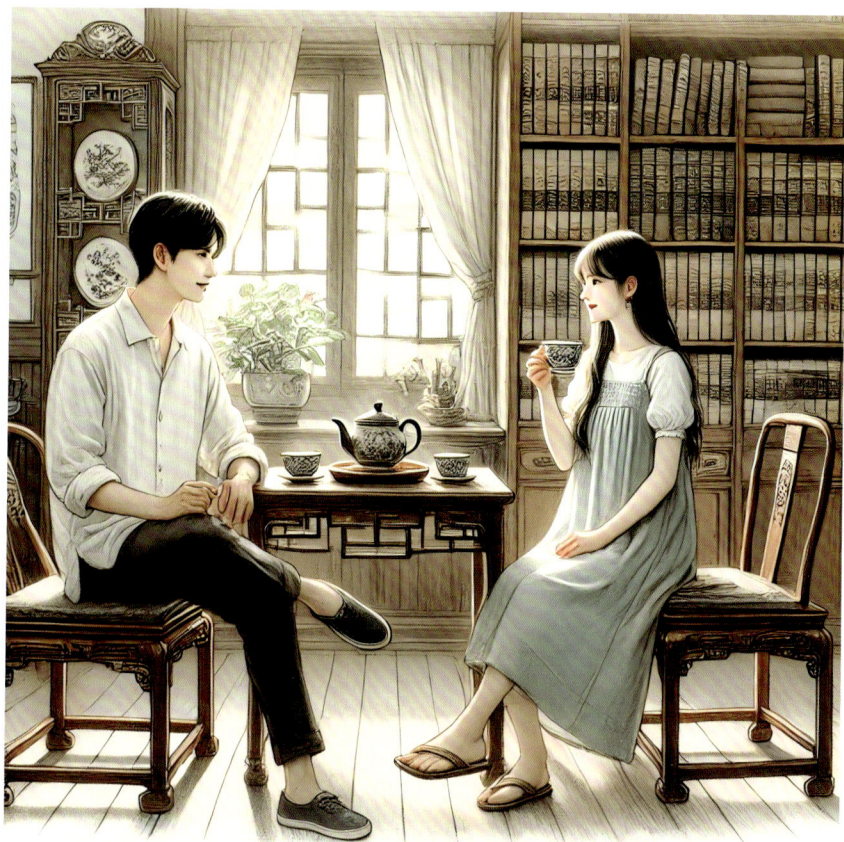

　　你有没有发现有时候一天的工作下来，腰酸背痛、精神不济，甚至晚上睡不好觉？其实，这些都可能是因为"肾气"不足。中医里有句话："肾好，人才有活力！"肾气是我们身体里的重要能量，管着我们的精力、免疫力，甚至还关系到我们的健康年龄。所以，想要活得健康有活力，补肾可是关键！在中医学理论中，肾脏不仅仅是人体的泌尿器官，还是一个与人体生命精气、发育、生殖、骨髓和免疫系统密切相关的脏腑。中医认为"肾主藏精，精生肾气"，肾气对于保持人体的健康非常重要。当肾气充足时，人的免疫系统、身体机能和精神状态都会保持在较好的状态。相反，肾气虚弱会导致疲惫、腰膝酸痛、失眠、头晕目眩，甚至影响生殖健康。因此，养肾、补肾是中医理论中重要的一部分。

　　那怎么养肾呢？很简单，喝补肾茶就对了！补肾茶简单方便，是养肾的小帮手。利用一些常见的食材和药材，就能帮你在日常生活中慢慢补充肾气，让你从里到外都感觉精神焕发。补肾茶是一种常见的食疗方式，用于温补肾气、滋养肾阴、调理身体。通过饮用具有补肾作用的中药茶方，可以帮助补充肾精，促进肾脏功能，达到养生的目的。中医食疗中的补肾茶配方通常由温补肾阳、滋阴润燥的药材组成，这些药材不仅具有补肾作用，还能调节身体其他系统的平衡。

下面介绍两款补肾茶，让你轻松在家做，边享受美味边养生。

补肾茶方1：杜仲枸杞茶

● 材料：杜仲10克，枸杞子15克。

● 做法：把杜仲和枸杞子稍微洗一下，然后直接放进茶壶，倒入500毫升热开水，静置10分钟后就可以喝啦！

● 好处：杜仲可是补肾的好手，能够让腰背更有力，枸杞呢，大家都知道，它可是养肝明目的好东西。这两个搭配起来，不仅可以让你感觉腰背更轻松，还能让你看东西清楚，精力满满！

补肾茶方2：山药核桃茶

● 材料：山药20克，核桃仁10克。

● 做法：山药和核桃仁切成小块，先用电锅蒸熟，用果汁机打成细糊，再用豆浆滤布滤出汤汁就能喝啦。

● 好处：山药可是养脾肾的明星，让你精气神更足，而核桃仁则可以补脑、润肺，对于那些经常觉得累、记忆力下降的人特别好。这杯茶每天喝一杯，身体会感觉轻松，精神也跟着好起来。

这些补肾茶不仅简单方便，还可以在平时不知不觉中帮助你调理肾气。不用花大钱买补品，只要每天花几分钟泡一壶补肾茶，就能在不知不觉中养好肾气。当你感觉精神变好、腰背不再酸痛，甚至晚上睡得更踏实时，就会发现补肾茶真的是养肾的小帮手！

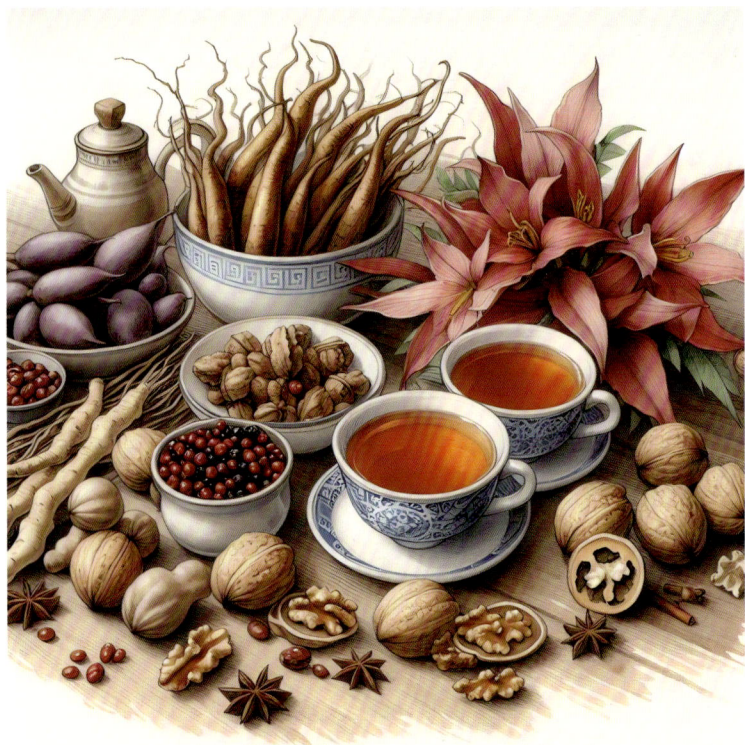

㊳
核桃、腰果这些坚果来一点，
滋补肾气，能量满满

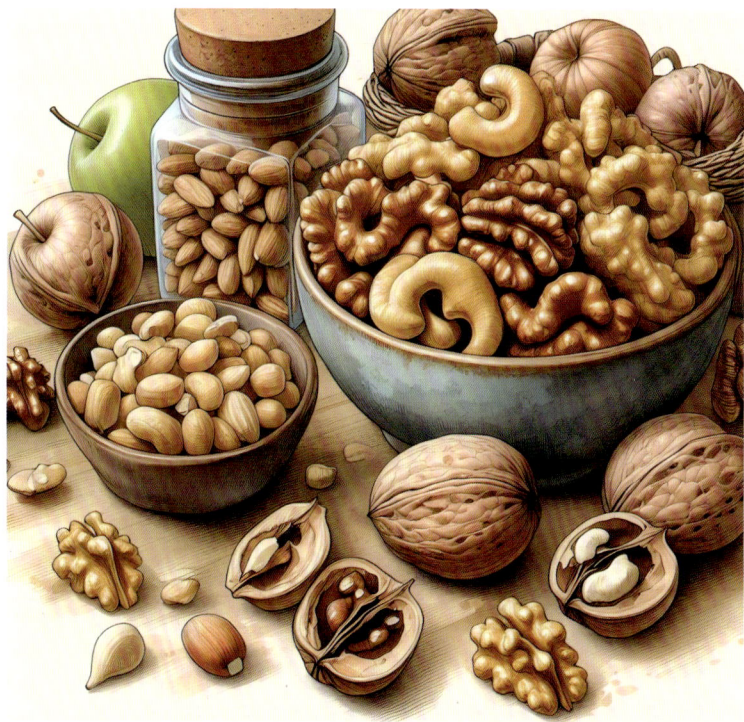

　　核桃与扁桃、腰果、榛子一起，被誉为世界四大干果之一。中国和美国是核桃的主要生产国，产量占据了全球

的大部分。国际上，核桃被称为"大力士食品""营养丰富的坚果"和"益智果"；在中国，则享有"万岁子""长寿果"和"养人之宝"的美誉。核桃因其显著的健脑功效及丰富的营养价值，越来越受到人们的重视与推崇。

核桃属于胡桃科，是一种落叶乔木结出的干果。中国栽培核桃的历史十分悠久，早在公元前 3 世纪，张华的《博物志》一书中就有"张骞使西域，得还胡桃种"的记载，说明核桃是在汉代张骞出使西域时传入中国的。如今，核桃已经广泛分布于中国各地，成为人们日常饮食中重要的一部分。

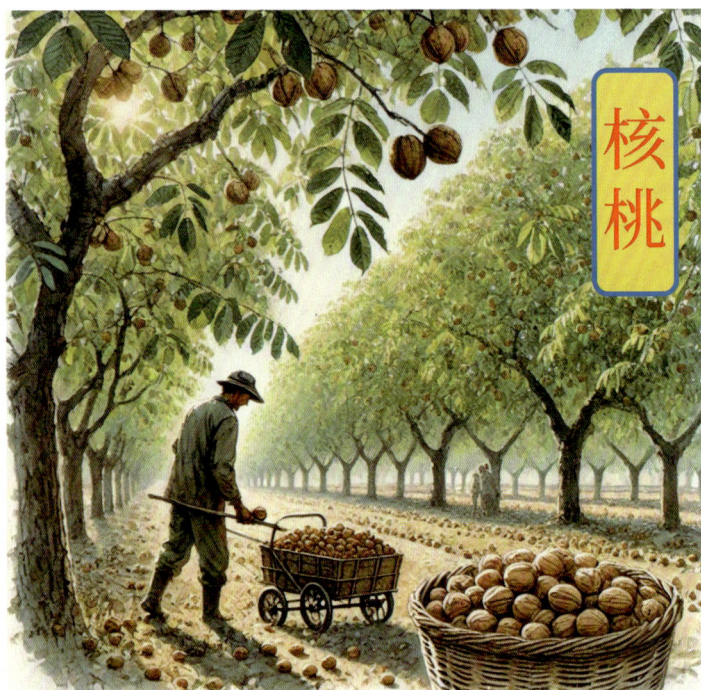

核桃

　　而腰果原产于南美洲的热带地区，特别是巴西的热带雨林。在巴西的民间传说中，腰果树被视为天神赐给人类的"神树"。巴西原住民种植腰果的历史可以追溯到远古时代，这显示腰果在南美洲有着悠久的种植传统。如今腰果的种植已遍布世界。

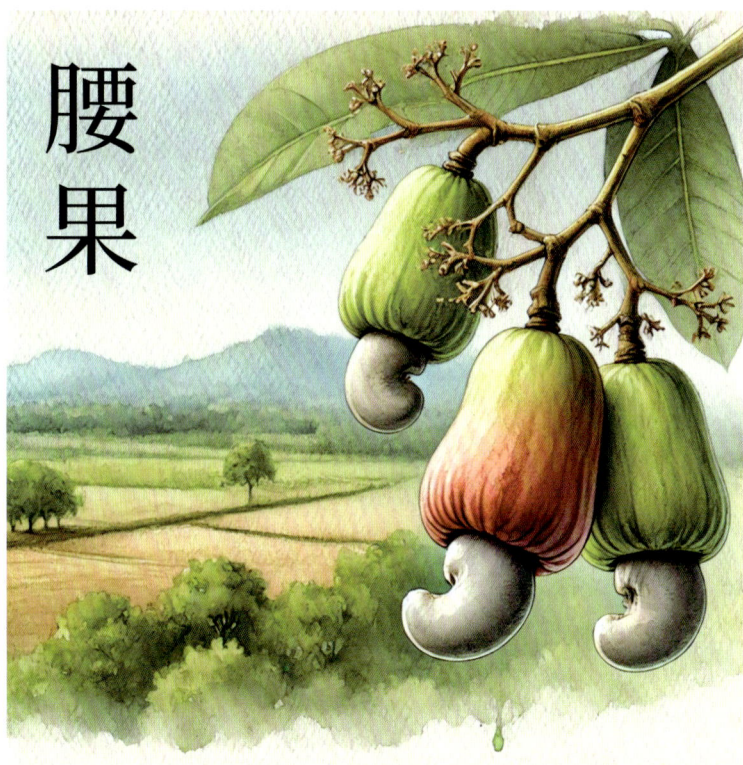

　　想要精神饱满、腰腿有力？那么来点核桃和腰果吧！这些坚果可不是普通的小零食，它们可是滋补肾气的好帮

手呢！也许你会觉得坚果只是好吃，但其实它们对我们的健康也有大大的好处，特别是在补肾这件事情上。

坚果类食物，如核桃和腰果，向来被视为营养丰富的食物，在中医理论中，它们也具有滋补肾气的作用。肾气是中医学中一个重要的概念，指的是人体的生命精气，与肾脏功能、身体能量储存有关。中医认为肾脏主宰精气，负责调节人体的发育、生殖以及水液代谢。当肾气充足时，人体能量充沛，精神旺盛；相反，当肾气不足时，人体可能会出现疲倦、腰膝酸痛、免疫力下降等症状。因此，保护肾气对维持人体健康至关重要。

首先来说说核桃。从营养成分的角度来看，核桃富含优质的不饱和脂肪酸、蛋白质、膳食纤维、维生素 E 和矿物质，能够促进大脑功能、增强免疫力，并且在延缓衰老和提高认知能力方面有很好的效果。中医学认为，核桃具有补肾固精、温肺定喘、润肠通便的功能，特别适合肾气不足、腰膝酸痛、记忆力下降的人群。核桃可是大脑的好朋友，经常吃核桃能帮助我们变得更聪明，记忆力更好！不仅如此，核桃还能补肾气，让你的腰腿更有力、精神更饱满。中医认为，核桃有"补肾固精"的作用，意思就是它能帮助我们维持身体的精气，让我们不容易感到疲惫。而且，核桃还能润肠通便，帮助我们的肠胃健康运作。

再来说说腰果。腰果也是补肾的好帮手！腰果含有丰富的单不饱和脂肪酸、蛋白质、B 族维生素和镁等矿物质。这些营养素能帮助增强体力、促进新陈代谢，并支持心血管健康。根据中医理论，腰果具有"养肾润肺"的功效，有助于滋补肾气、润燥养阴，对于身体虚弱、容易疲劳的人具有一定的保健作用。腰果能让我们的身体充满能量。腰果吃起来香脆可口，而且对于那些经常感觉疲劳的人来说，吃点腰果能帮助恢复体力，让你觉得活力满满。中医认为腰果能"养肾润肺"，意思就是它能滋养我们的肾脏，让身体保持水分，对那些容易觉得干燥不适的人来说特别好。

所以，想要身体健康、能量满满，核桃和腰果等坚果就是你日常饮食中的好伙伴！不用等到饿的时候才吃零食，平时就可以随手抓一把坚果，既能满足口腹之欲，又能悄悄地补充肾气，让你整天都感觉充满活力。记得每天适量吃点坚果，让自己从内而外都能感受到那股健康的力量！

㊴ 甜食少吃点，
想固护肾气的人不宜"太甜"

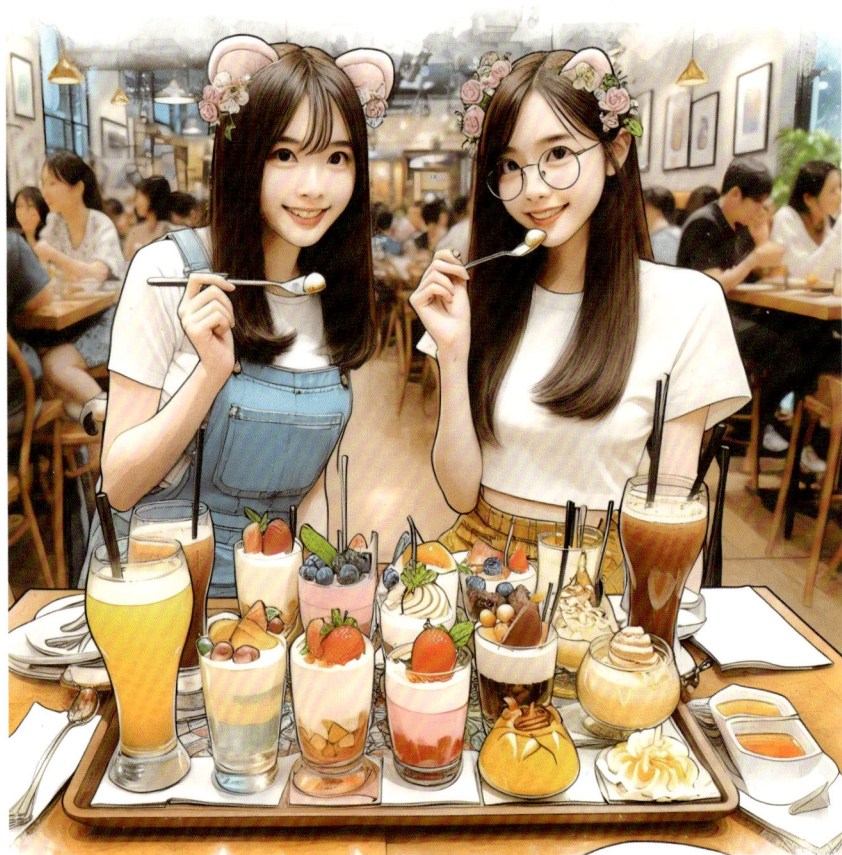

当你开心吃着甜食的这个瞬间，你已经确实地开始老化了。

甜蜜的糖是人的味觉所喜欢之物，但它可不是什么太健康的食物。

糖的起源可以追溯到古印度。约公元前6000年，印度次大陆的居民就开始种植甘蔗并提取甘蔗汁。最早有关糖的记载出现在公元前4世纪的《摩奴法典》中，当时印度人已经学会将甘蔗汁制成结晶状的糖块，被称为"sarkara"，这也是"sugar"一词的语源。公元前327年，亚历山大大帝远征印度时，他的士兵首次接触到甘蔗和制糖技术，并将这种技术带回了希腊和欧洲。而中国的糖业历史悠久，最早在汉朝时期（公元前2世纪至公元2世纪）就有关于糖的记载。张骞出使西域后，甘蔗被引入中国，并在南方开始种植。随着制糖技术的发展，到了唐朝时期，糖的生产技术已经较为成熟。唐朝诗人白居易在《长恨歌》中提到"蔗浆"一词，描述了蔗糖的使用。到了宋朝（公元960-1279年），中国开始使用精炼技术提取糖，并将其作为贵族和皇室的珍品。

你有没有发现，当你开心地吃着蛋糕、巧克力这些甜食的时候，虽然一瞬间觉得很满足，但随后可能会感觉有点累，甚至精神不济？这可不是偶然的！其实，这些甜食虽然好吃，但吃多了真的会让你的"肾气"不开心，而这可是关系到你的活力和健康的关键喔！

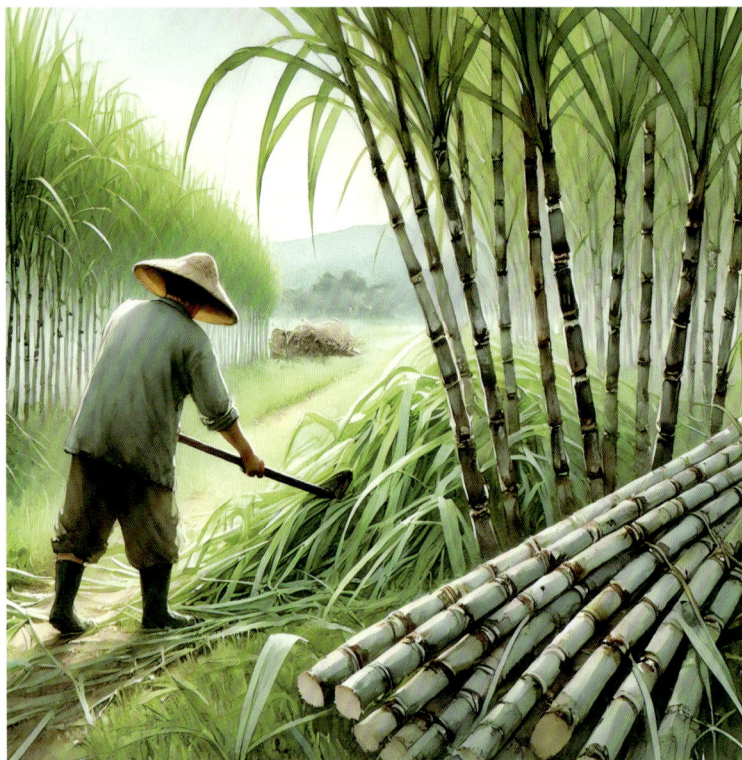

　　中医讲的"肾气"，简单来说就是我们身体里的一种能量，能帮助我们保持精神充沛、不易疲劳，甚至还能延缓衰老。如果你常觉得精神差、腰酸背痛，可能就是你的肾气不足了。而过多吃甜食正是让肾气变弱的"小偷"。当我们吃过多的甜食时，身体要花更多的精力来处理这些糖分，结果反而会损耗肾气，让我们感觉累，甚至比平时更容易老化。

从现代医学的角度来看，甜食的高糖分会导致体内的自由基增加，这些自由基会损伤细胞结构，加速氧化压力，进而导致人体的细胞、组织老化。而肾脏作为人体内代谢废物和调节体液平衡的重要器官，在面对糖分过多引发的代谢紊乱时，也承受着沉重的压力。研究表明，长期高糖饮食会增加患上慢性肾病的风险，并且加速肾脏功能的衰退，这与中医理论中"甜食损肾气"的说法不谋而合。此外，过多摄入甜食会导致血糖水平的急剧上升，长期下来可能引发胰岛素抵抗，这会进一步加重代谢系统的负担，对于肾脏的健康极为不利。

你可能会问："吃点甜食就会老化？"是的，这可不是吓你！甜食里的糖分会让身体的血糖快速上升，短时间内你可能会觉得很有精神，但长期下来，这些多余的糖分会让身体变得疲惫，让肾脏负担变重。换句话说，当你快乐地吃着甜点时，你的肾脏正在默默承受压力，甚至会"抱怨"呢！

而且，甜食吃多了会让身体变得更容易上火，这会影响到肾脏的调节功能。中医还有句话叫"脾为肾之母"，脾胃功能弱了，肾脏自然也跟着不好。当你的肾气变弱，不仅精神不好，可能还会更容易老化，这就是中医会建议少吃甜食的原因。

所以，下一次当你想吃甜点的时候，不妨想想你的肾气！甜食偶尔吃吃没问题，但记得要适量，这样才能保护你的身体，让肾气保持强壮，精神饱满、活力满满！保持均衡的饮食习惯，让你在每一天都感受到健康和年轻的力量！

★过量摄入糖对健康的主要危害★

● **引发慢性发炎**：高糖饮食会促使身体产生慢性发炎，增加多种疾病风险。

● **血糖波动**：精制糖会迅速提高血糖，导致胰岛素分泌过度，引发健康问题。

● **增加心血管疾病风险**：过量糖摄入会引起血压升高和脂肪堆积，损害心脏健康。

● **肝脏损害**：糖会导致脂肪在肝脏堆积，引发非酒精性脂肪肝。

● **破坏肠道健康**：高糖饮食会破坏肠道菌群平衡，增加肠道疾病风险。

● **体重增加**：糖含高热量但营养价值低，容易导致肥胖。

● **削弱免疫系统**：过多糖摄入会降低免疫力，使身体更易感染疾病。

● **加速衰老**：糖会促进皮肤老化，引发痤疮等问题。

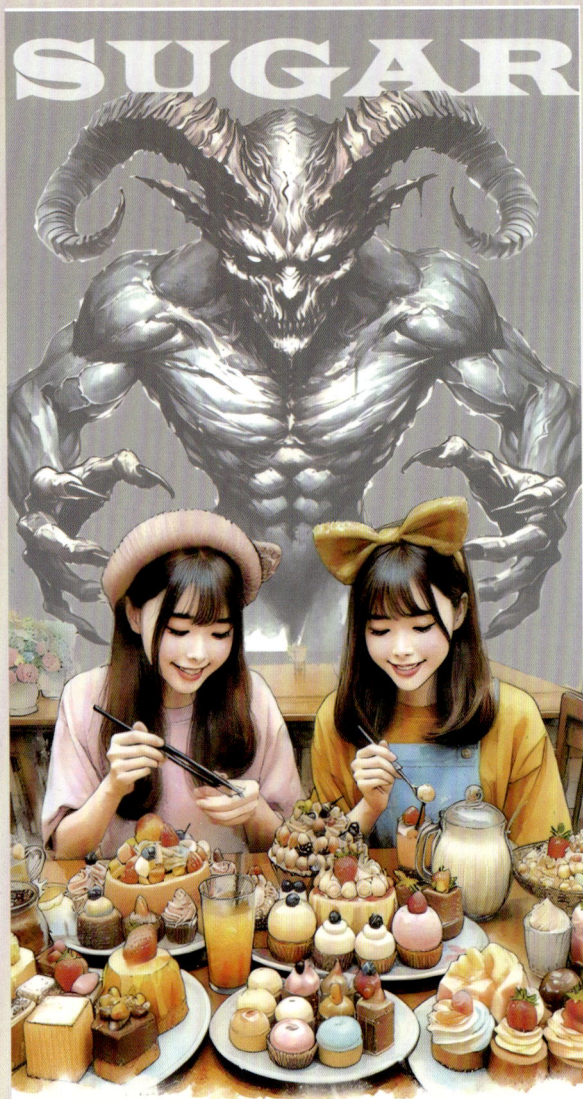

㊵ 肉类适量吃，
过多反而累坏肾气

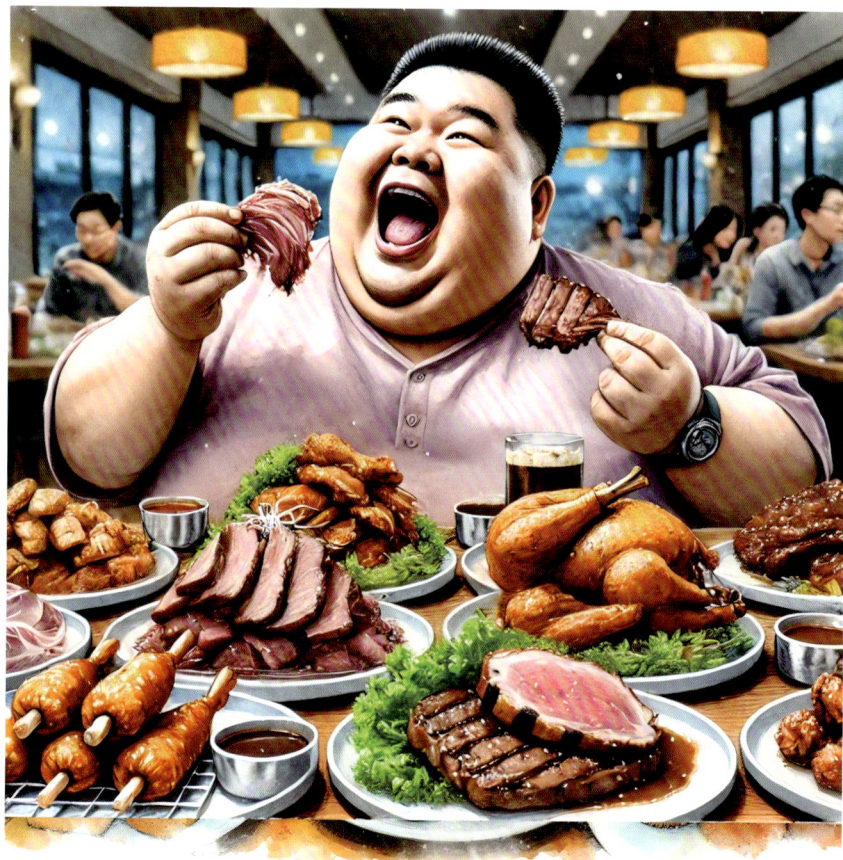

你喜欢吃肉吗？烧肉、牛排、烤鸡听起来是不是很诱人？但你知道吗，肉类虽然美味，但吃多了其实会让我们的"肾气"吃不消！中医说，肾气是我们身体里的重要能量来源，能帮助我们保持精神饱满、不易疲倦，还关系到我们的健康。如果你吃太多肉，可能会让肾气变得虚弱，让你觉得累、腰酸背痛，甚至更容易衰老。

为什么吃多了肉会累坏肾气呢？其实，当我们吃下很多肉的时候，虽然肉类富含蛋白质和脂肪，这些营养成分对于人体的生长、修复和能量补充至关重要，然而，当肉类摄取过量时，身体需要加大代谢负担来处理其中的脂肪和蛋白质。肾脏作为代谢废物的排泄器官，需要排出体内多余的氮、尿素和其他代谢产物，这会增加肾脏的工作量，长期下来可能导致肾功能减弱。根据现代医学的研究，高蛋白饮食与慢性肾脏病的发病率有一定相关性，尤其对于已有肾脏损伤或疾病的人群来说，过多的肉类摄取无疑会加重病情。

此外，从中医的角度来看，肉类属于温热性食物，适量摄入有助于补充阳气，增强体力，尤其对于肾阳虚弱者有一定的补益作用。但如果过多食用，尤其是高脂肪的红肉，则可能引发内热，加重肾脏的负担，导致肾气虚弱，表现为疲倦、腰膝酸痛、夜间盗汗等症状。中医强调阴阳平衡，过多的肉类摄取容易打破体内阴阳的平衡，导致体内热毒积聚，这会进一步削弱肾气。

那是不是不能吃肉呢？当然不是！其实，中医讲的是"适量"。适量吃肉可以补充身体所需的蛋白质和能量，帮助你维持健康的体力。特别是一些虚弱或寒性体质的人，适当吃点肉还有助于补充阳气，让身体更有力量。问题就在于，我们很多人往往吃得太多，特别是红肉、烧烤这些高脂肪、高蛋白的食物，吃太多会让身体积累过多的热毒，反而会损害肾气，得不偿失。

所以，想要保持健康又有活力，记得控制肉类的摄取量。比如一周吃几次肉，但要搭配多吃蔬菜、水果，让你的肾脏有休息的时间，也能保持身体的阴阳平衡。偶尔少吃点肉，反而能让你更精神、活力满满！这样一来，你不仅能吃得开心，还能让肾气一直保持强壮，让身体远离疲劳和早衰。简单来说，肉类适量吃，肾气就会更有活力，你也能活得更年轻健康！

★过食肉食的弊端★

● 伤脾胃：肉类难以消化，过量会损害脾胃功能，导致痰湿、胀气和消化不良。

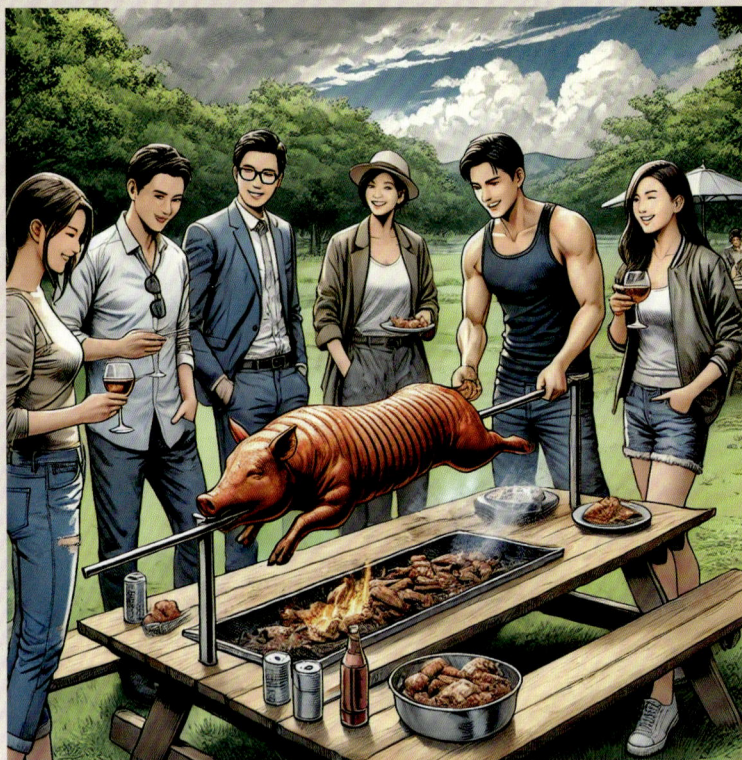

● 助热生痰：肉食温补性强，特别是红肉，容易引发体内热毒，特别对有痰湿和内热的人群不利。

● 增加肾脏负担：长期高蛋白饮食会加重肾脏负担，损伤肾气。

● 加重瘀血：过量摄入肉食可能导致气血瘀滞，对心血管健康不利。

㊶
中药来滋补，
让肾气能量满满

肾气是中医学中对肾脏功能及其所储存的精气的概念，与人体的发育、生殖、内分泌及免疫功能有密切关联。中医认为"肾为先天之本"，肾脏负责储藏精气，调节人体的生命活动，并影响脏腑的功能。因此，保护肾气对维持身体健康至关重要。当肾气充足时，人体的能量充沛，体力旺盛，免疫力强；反之，肾气不足则会导致腰膝酸软、精神疲倦、免疫力下降，甚至影响生殖功能。

下面介绍几款常见的补肾中药，它们就像你的"肾气小帮手"，可以帮助你补充能量，让你每天都精力充沛。

1. 杜仲——让腰不再酸

如果你经常感觉腰酸背痛，杜仲就是你的救星！杜仲是一种传统的补肾中药，特别适合那些腰膝酸软、体力不支的人。它能帮助强壮腰部，让你不再感觉累。而且，杜仲还有保护肾脏的作用，帮助肾气恢复，让你不再觉得精神不济。泡茶或煮汤时加一点杜仲，简单又有效。杜仲是补肾强腰的重要中药之一，性味甘、微辛，性温。根据中医理论，杜仲主要功效为补益肾阳、强筋健骨，特别适合腰膝酸软、肾阳不足的患者使用。杜仲含有多种活性成分，包括杜仲苷、木犀草苷等，能够促进骨骼健康，并对抗氧化应激。现代药理学研究表明，杜仲具有保护肾脏、降血压、抗炎等功效，适合肾虚体质的人群。

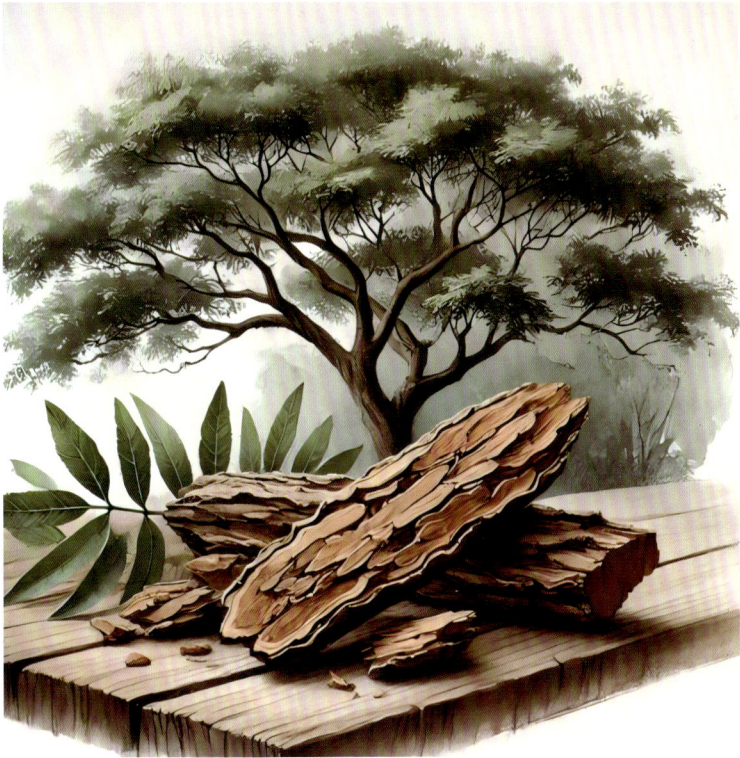

2. 枸杞子——滋补肾阴的好伙伴

提到补肾，怎么能少了枸杞子呢？它不仅是泡茶的好搭档，还是补肾滋阴的明星，能够帮助我们补充肾精，让你感觉精力充沛，尤其是那些经常疲倦、眼睛干涩的人，可以多吃些枸杞子。它不仅能增强免疫力，还能抗衰老，让你感觉年轻有活力！平时可以直接吃枸杞子，也可以泡水喝，简单又方便。枸杞子为传统补肾滋阴的中药，味甘，性平，具有滋补肝肾、益精明目、润肺生津等功效。枸杞中的多糖、类胡萝卜素、黄酮等活性成分，能增强免疫力、抗衰老、保护肝肾功能。枸杞子尤其适合肾阴虚弱、体质虚弱的患者，能够调节肾气、补充肾精，改善疲倦乏力、腰膝酸软等症状。

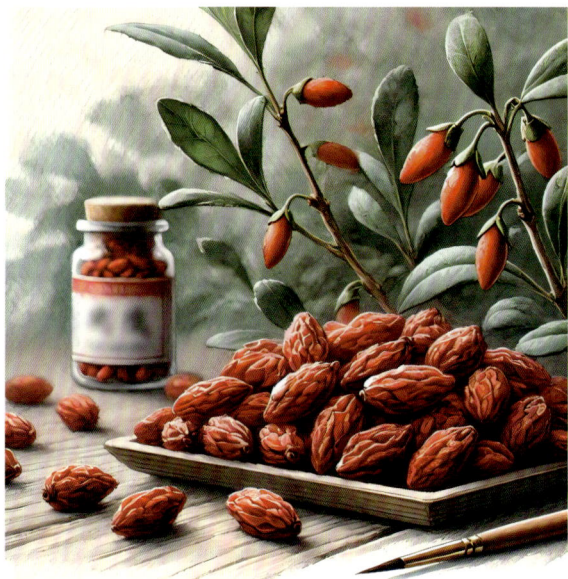

3. 山药——健脾补肾的全能选手

山药是一种既能补肾又能养胃的好食材。它性平味甘，不仅能帮助消化，还能补充肾气。对于那些肾气虚弱、消化不良的人来说，山药是个全能选手。你可以用山药煮粥、煲汤，或者炒菜，简单美味又健康。而且山药还有润肠通便的作用，帮助身体保持轻盈。山药是一种兼具食疗和药疗功效的补肾气中药，性味甘、平。其主要功效是健脾补肺、益肾固精，特别适合肾气虚弱、消化不良的人群。山药含有丰富的淀粉、蛋白质、皂苷及多种酶类，能有效改善消化功能，增强体力，并具有润肠通便的作用。

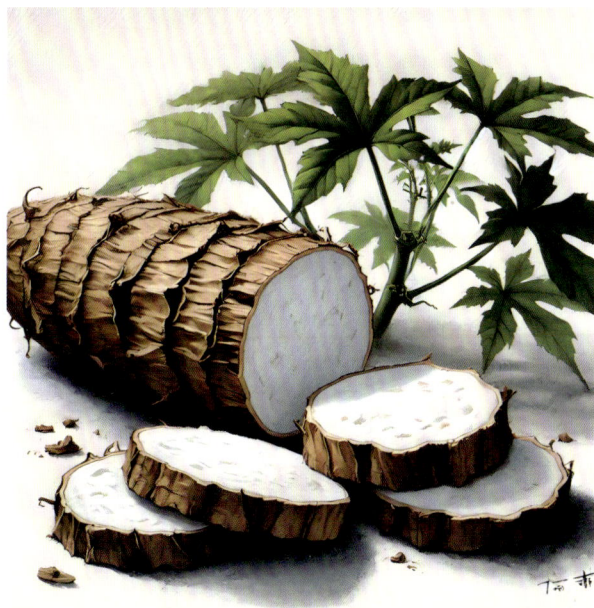

4. 肉苁蓉——提升活力的强心剂

如果你觉得自己的精力总是跟不上，肉苁蓉就是你应该考虑的补肾药材。它有"沙漠人参"的美称，能够温补肾阳，帮助你增强体力，让你感觉充满活力。特别适合那些经常感觉疲惫、腰膝酸软的人。而且肉苁蓉还有润肠的作用，对于便秘的人也非常友好。肉苁蓉是一种温补肾阳的名贵中药，性味甘、咸，性温。其主要作用是补肾阳、益精血、润肠通便，适合肾阳不足、精气亏虚的患者使用。肉苁蓉具有强壮体力、增强性功能、延缓衰老等功效，对于腰膝酸软、四肢无力、疲倦乏力等症状有良好的改善效果。

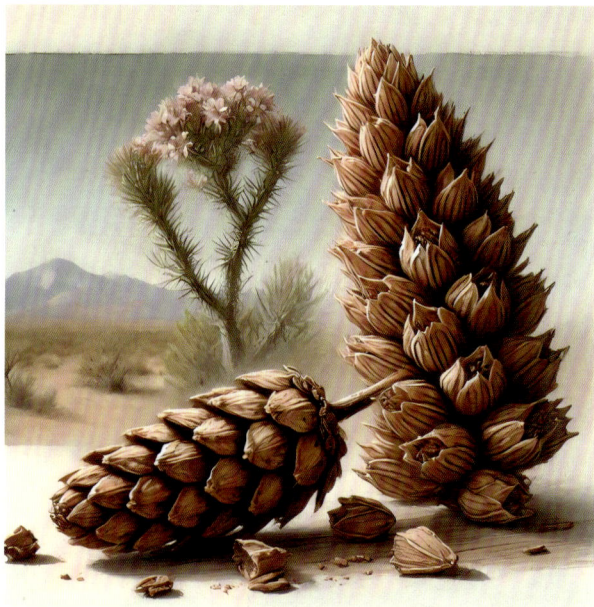

除了枸杞子、山药、肉苁蓉和杜仲，补肾的中药还有许多，以下是几种经常用来补肾的中药：

5. 黄精——像喝下能量饮料一样补肾

如果你总觉得精神不济、筋骨无力，黄精就是你需要的"能量饮料"。这种中药不仅能补肾，还有助于强壮筋骨。黄精就像是一个为肾脏充电的好帮手，能让你腰不酸、腿不疼，精神变得更好。而且它还对免疫系统有益，让你不容易感冒，肾气自然也跟着充足起来。黄精的功效是滋肾润肺、补脾益气、强壮筋骨，性味甘平，能够补肾益精，对于肾气虚弱所导致的腰膝酸软、疲倦无力等症状有良好的调理作用。它还能滋润肺阴、强健体力。

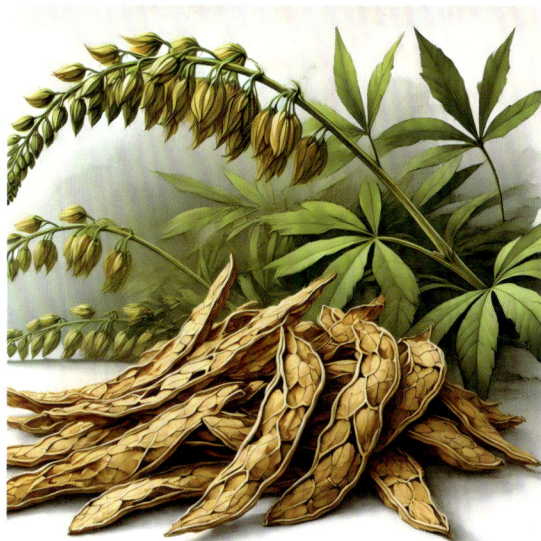

6.续断——给你的腰膝一个支撑

如果常常觉得腰酸膝软、站久了就累，那续断就是你的朋友！这种中药对于补肾和强化筋骨特别有效，让你的腰膝更加有力。续断还有止血和安胎的作用，特别适合那些容易觉得腰酸背痛的朋友，让你每天都能更加轻松自在。续断的功效是：补肝肾、强筋骨、止血安胎。续断性味辛、苦、温，适合肾虚所致的腰痛、膝关节疼痛、肢体疲倦无力等症状，特别是对于女性肾虚引起的腰酸、胎动不安有很好的作用。

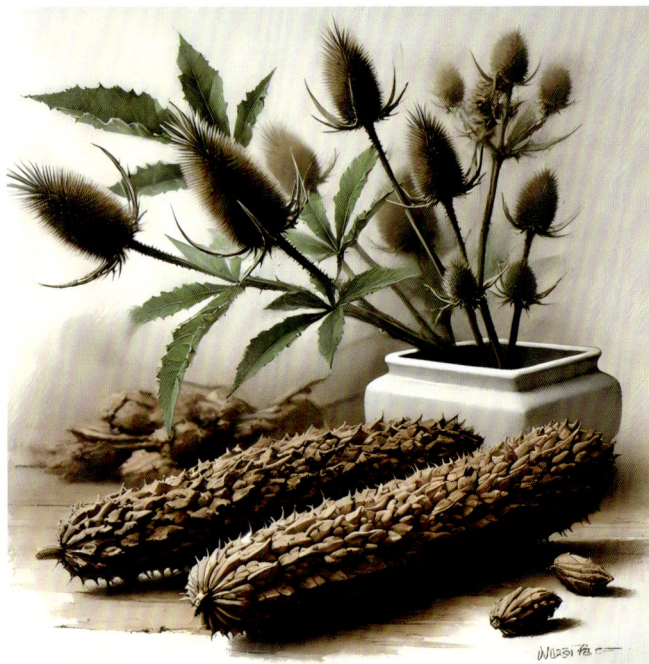

7. 淫羊藿——让你元气满满

淫羊藿这个名字可能听起来有点奇怪，但它的效果可是实打实的好！这种中药对补肾壮阳非常有帮助，能让你的元气恢复，尤其是那些经常感觉手脚冰冷、体力不足的人。淫羊藿就像是一个为你补充内在能量的"发电机"，帮助你驱走寒气，让你感觉温暖有力。淫羊藿的功效是：补肾壮阳、强筋健骨、祛风除湿。淫羊藿性味辛、甘，能补肾壮阳，适合肾阳不足引起的腰膝酸软、冰冷、疲倦乏力、性功能减退等症状。

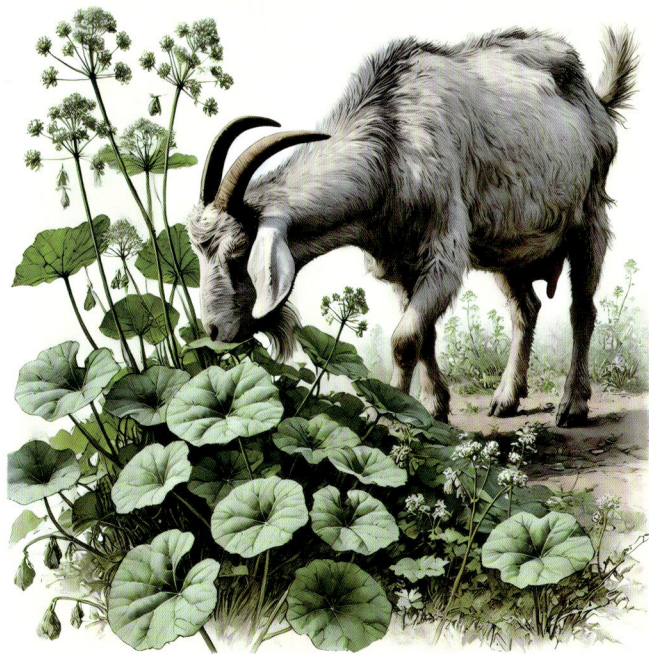

8. 巴戟天——让你充满动力

觉得做什么都提不起劲？巴戟天就是你需要的补肾"充电器"！它能温补肾阳，帮助你提升体力和活力，特别适合那些总是觉得累、腰酸背痛的人。巴戟天还能强化筋骨，让你行动更灵活。早上起来喝点巴戟天泡的茶，你会发现一天都精神抖擞！巴戟天的功效是：补肾助阳、祛风湿、强筋骨。巴戟天性味辛、甘，温补肾阳，适合肾气不足、肾阳虚弱引起的腰痛、阳痿、肢体寒冷等症状。此外，它还能强壮筋骨，特别适合老年人。

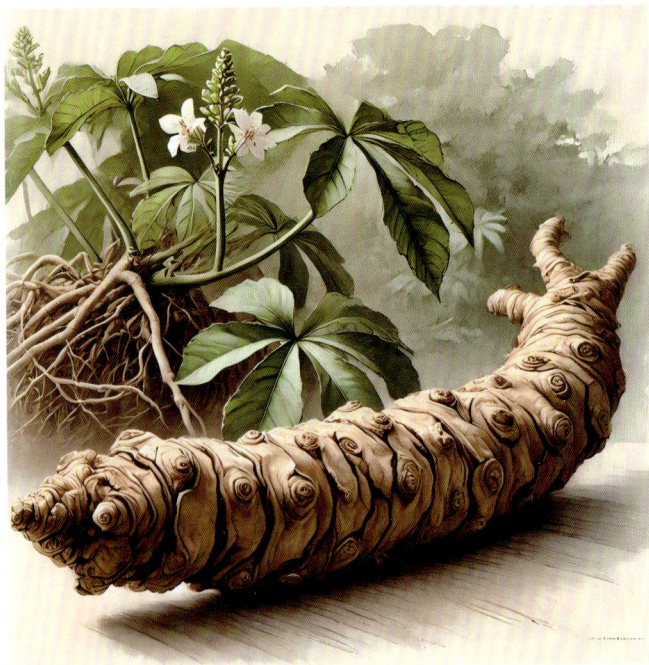

9.何首乌——让头发黑回来，精神也补回来！

如果你发现自己头发早白，或者精神不佳，何首乌可以来帮忙。它有补肝肾、益精血的功效，能让你变得精神焕发，头发也变得乌黑亮丽。何首乌就像是让你年轻起来的好帮手，能让你从内到外感受到变化。何首乌的功效是：滋补肝肾、益精血、黑发乌须。何首乌性味苦、甘，常用于肾气亏虚、腰膝无力、头发早白等症状。它能滋补肝肾，促进精血生成，特别适合气血不足、体力虚弱者。

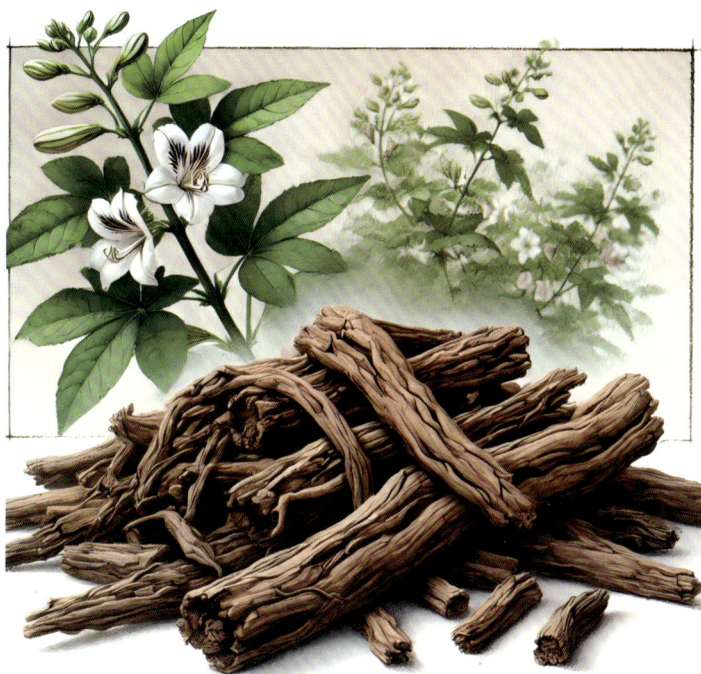

10. 补骨脂——给你的肾一个"保护盾"

补骨脂这个小帮手特别适合那些晚上老是起来上厕所的人，因为它有固精缩尿的作用。它能帮助补肾壮阳，让你晚上睡得更好，白天也不再疲倦。它还有温脾止泻的效果，对于那些容易肠胃不适的朋友也是个好选择。补骨脂的功效是：补肾壮阳、固精缩尿、温脾止泻。补骨脂味辛、苦，性温，能补肾助阳，适合肾阳不足引起的腰膝冷痛、遗尿、夜尿频繁等症状。它还有助于治疗脾虚所致的慢性腹泻。

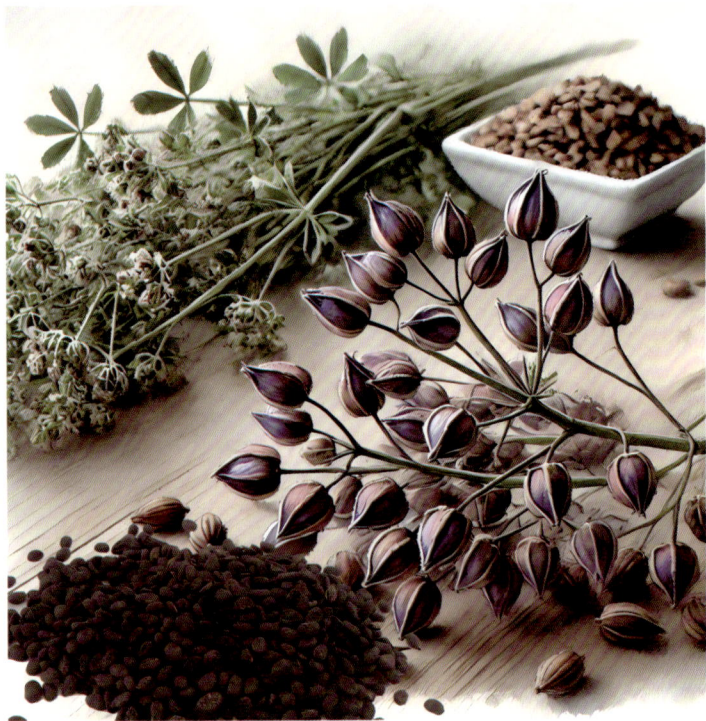

11. 鹿茸——像大力士一样强壮的秘密武器

如果你觉得身体虚弱、动不动就感觉累，鹿茸就是你的秘密武器。它能补肾阳、强壮筋骨，让你感觉像大力士一样充满力量。鹿茸对于补充体力、增加精力特别有效，适合那些想要提升体力和免疫力的人。鹿茸的功效是：补肾阳、益精血、强筋骨。鹿茸是名贵的补肾壮阳药材，具有增强体力、补充精血、强化筋骨的效果，适合肾阳虚弱、精血不足引起的腰膝酸软、阳痿早泄、四肢冰冷等症状。

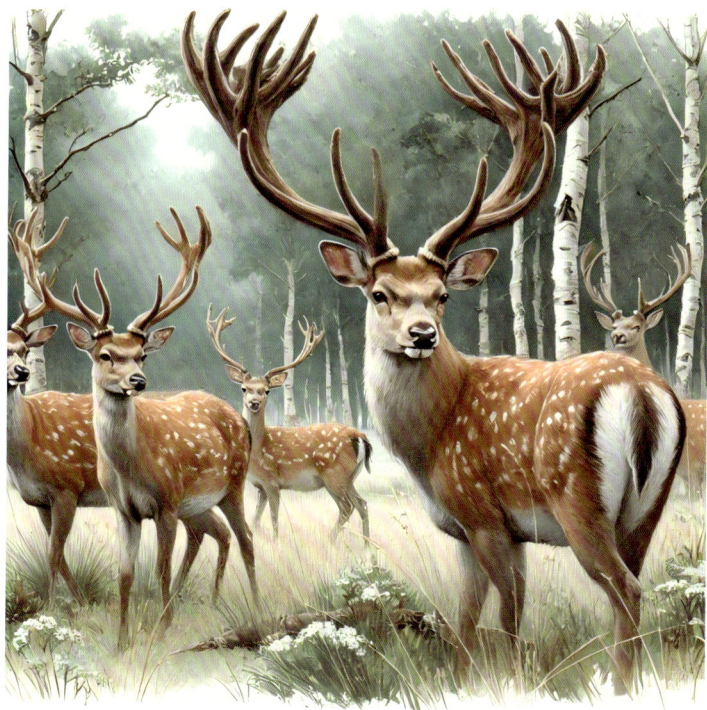

　　这些中药都是补肾的好帮手，在日常生活中适当食用，能够帮助你滋补肾气，提升身体的能量。但记住，中药要根据个人的体质来调整，不是所有人都适合补肾阳或滋肾阴的中药，所以最好在专业医师的指导下使用。只要合理使用，你会发现，补肾其实不难，日常生活中稍加调理，就能让你感觉能量满满，活力十足！

㊷
多吃天然食物、新鲜食材，肾气最"舒服"

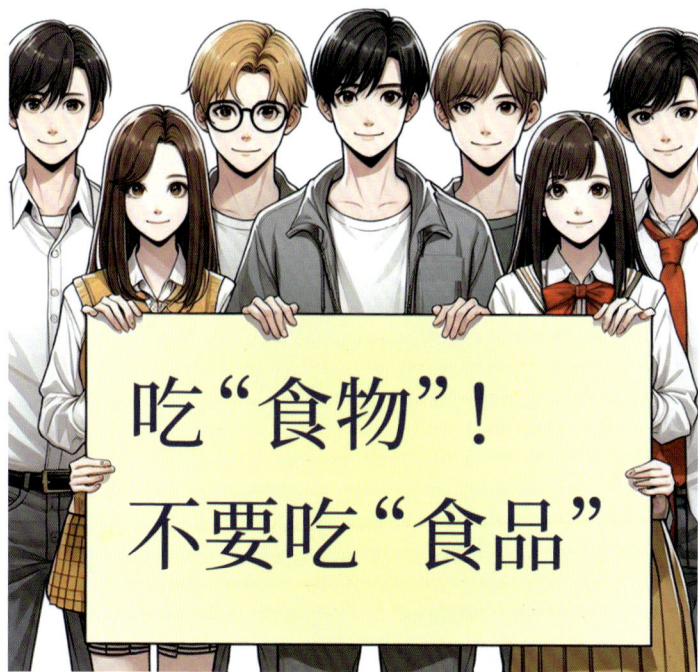

吃"食物"！
不要吃"食品"

　　笔者常强调"吃食物不要吃食品"这句话！之所以倡导这个观念，主要是强调了人们应该优先选择天然、未经过度加工的食材，从而避免过多摄取经过工业加工的"食品"。这里的"食物"指的是天然的、原始形态的食材，如蔬菜、水果、谷物、肉类等，这些食材大多保留了其原有的营养成分，对人体有益；而"食品"则是指经过加工、包装后的产品，常常添加了大量的人工添加剂、防腐剂、糖、盐或其他化学成分，这些成分虽然可能延长保存期或增强口味，但过度摄取会对健康造成潜在威胁。

你有没有发现，吃新鲜的水果、蔬菜和自家煮的饭菜时，身体感觉更轻松？那是因为"天然的食物特别有益健康"，特别是对我们的肾气来说，吃新鲜的食材能让肾气最"舒服"！肾气就像我们体内的小电池，负责储存和释放能量，让我们精神充沛、不容易疲倦。如果经常吃加工食品或不新鲜的食材，肾气就会觉得"累"，长此以往，可能会让你感觉精神不济、腰酸背痛，甚至免疫力下降。

食物是补充人体精气、维持肾气充盈的重要来源。中医强调"药食同源"，即很多食物本身就具有药效，可以通过合理饮食来调节身体的阴阳平衡，促进健康。这里强调的"天然的食物特别有益健康"理念，是指选择新鲜、天然、未经过度加工的食材，因为这类食材能最大限度地保留其营养价值和生物活性，对于维护肾气尤为重要。

新鲜食材具有多种人体所需的营养素，如维生素、矿物质、酶类和抗氧化物质，这些成分在经过加工和储存后会随着时间的推移逐渐流失。例如，新鲜的果蔬富含维生素C，而经过长时间的贮藏或加工处理，维生素C的含量会大幅度降低。同样，蛋白质、膳食纤维和其他抗氧化物质在加工过程中也会发生变性或被破坏，这就减少了食物对人体的保健效果。

还有，吃太多加工食品不仅会减少营养摄入，还会给肾脏带来不小的负担。市面上的加工食品里常常添加了很多盐、糖和防腐剂，这些物质会让肾脏的工作量加大。你想想，肾脏每天就像我们身体里的过滤器，帮我们过滤掉不需要的东西。如果过滤的"垃圾"太多，肾脏很容易疲倦，时间久了，肾气自然就跟着下降了。而相对的，新鲜的食材不会给肾脏带来这么大的负担，反而能补充身体所需的能量，让肾气保持在最佳状态。研究显示，高盐、高糖饮食与肾脏疾病的发病率有着密切关联。这说明，选择新鲜的天然食材能够减少肾脏的代谢压力，有助于肾气的保护和恢复。

所以，在日常生活中，我们应该多选择新鲜的天然食材。去菜市场买当季的蔬菜水果，选择少油少盐的烹饪方式，这样既美味又健康。试着减少买加工食品和点外卖的次数，多自己动手做饭，你会发现，吃得清淡自然，整个人的精神状态会变好，身体也更有活力，不仅肾气会"开心"，还能让你远离疲倦，保持精力充沛！

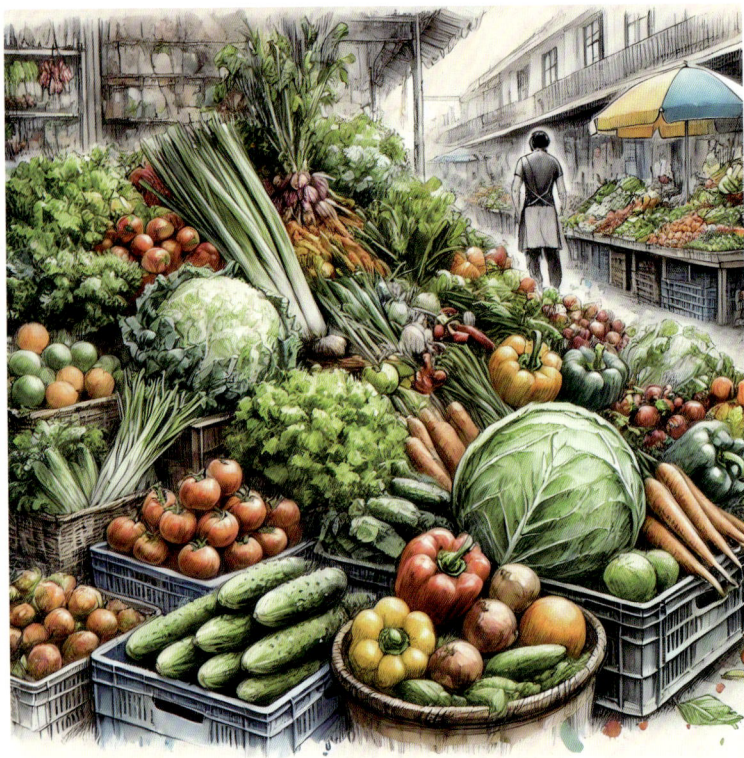

总之，天然的新鲜食材对于我们的身体和肾气都是最好的选择。当你让身体吃得舒服，肾气就能持续"充电"，让你每一天都充满活力！

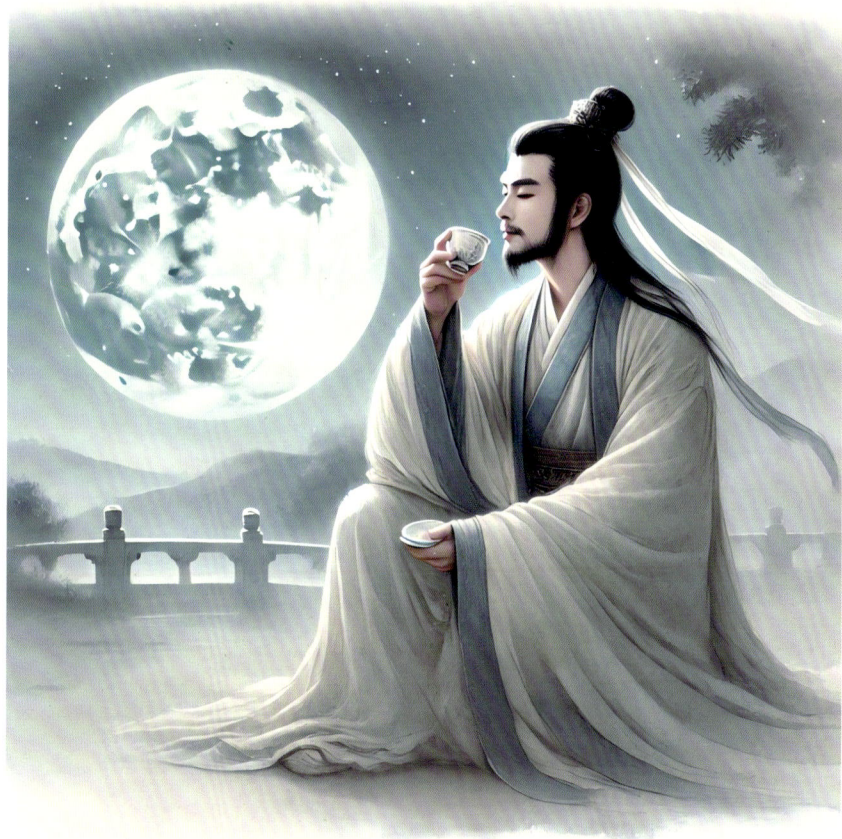

㊸
少喝酒啦！
越喝肾气越虚喔

《将进酒》

君不见黄河之水天上来，奔流到海不复回。

君不见高堂明镜悲白发，朝如青丝暮成雪。

人生得意须尽欢，莫使金樽空对月。

天生我材必有用，千金散尽还复来。

烹羊宰牛且为乐，会须一饮三百杯。

岑夫子，丹丘生，将进酒，杯莫停。

与君歌一曲，请君为我倾耳听。

钟鼓馔玉不足贵，但愿长醉不复醒。

古来圣贤皆寂寞，惟有饮者留其名。

陈王昔时宴平乐，斗酒十千恣欢谑。

主人何为言少钱？径须沽取对君酌。

五花马，千金裘。

呼儿将出换美酒，与尔同销万古愁。

这首《将进酒》是唐代诗人李白的代表作之一，以豪迈奔放的语言表达了对人生短暂的感慨和对自由生活的渴望。全诗以"将进酒，君莫停"的劝酒语引入，借酒抒怀，表达了对现实不满的情感，以及对理想生活的追求。诗中强调"人生得意须尽欢，莫使金樽空对月"，以劝人及时行乐、畅快人生的态度，反映了李白豪放不羁的性格。诗中也感叹仕途不得志，但以酒寄托，表现出"与其烦恼，不如饮酒"的洒脱。这首诗风格激昂，充满着对生命的热爱和无奈的悲情。

但李白先生在一开始悲叹："君不见高堂明镜悲白发，朝如青丝暮成雪。"殊不知白发是年老而肾气虚衰导致的！而喝酒会加速这个进程！！！

"少喝酒啦！越喝肾气越虚喔！"这句话听起来像是老妈妈对你唠叨时的关爱，背后其实蕴藏了不少道理，先别急，让我用简单的方式告诉你为什么这样说。

你想想看，肾气就好像你手机里的电量，喝酒就像你一直在开那些超耗电的应用程式一样——什么游戏啊、4K影片啊，还有不断刷社交媒体和看直播这些更费电的活动。就像你不停地用手机看影片、玩游戏，电量飞快地减少一样，喝酒也是在快速消耗你的肾气。而且，就像你在手机上开了一堆应用程序却忘记关掉，它们就会在后台偷偷耗电，同理，你的肾气也会在酒精的影响下逐渐被消耗殆尽。当你没日没夜地喝酒，就相当于在不停消耗手机的电量，可是却没有充电的机会。最终的结果呢？当然就是电量告急！身体里的肾气也是这样，喝太多酒会让它一点点变少，慢慢的你就会觉得没劲儿，可能腰也酸了、腿也软了，甚至精神也萎靡不振。想象一下，你每天喝酒的行为就像把手机电量用到剩下一格却不插充电器，这样的状态怎么可能持久呢？不仅如此，电量不足还可能导致手机突然关机，这就像你的身体一旦肾气虚弱到一定程度，整个人就会出现各种健康问题，身体的各种机能都会变得不稳定。特别是那些晚上喝酒熬夜的人，这相当于不仅不充电，还让手机持续运行各种耗电程序，最终的结果就是加速耗损电池寿命，让你越来越没有活力。因此，想要保持充足的肾气，就得懂得节制，让身体有足够的时间休息和恢复，这样才能保持电量充沛、活力满满。

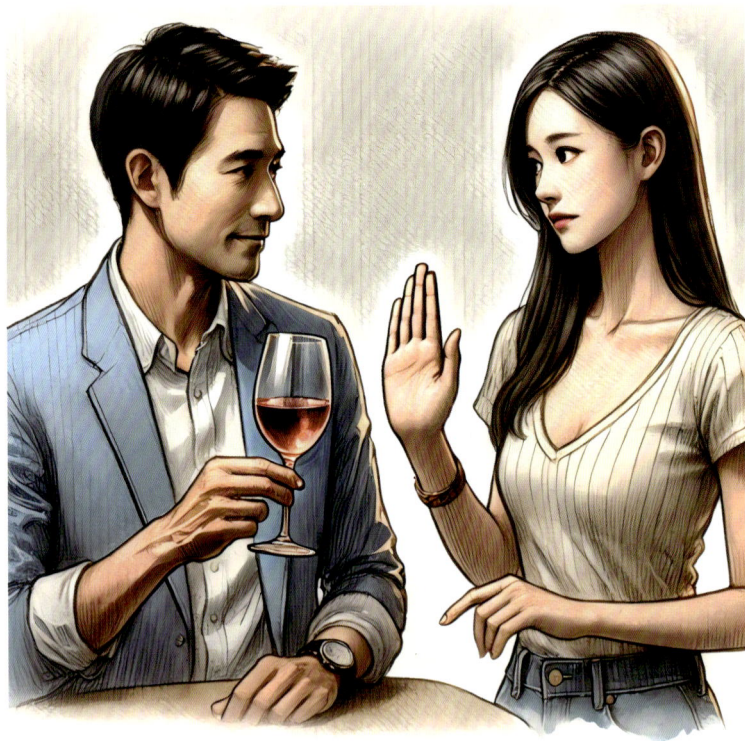

　　酒精其实是一个"肾气杀手"，它会让你的肾功能打折扣。酒精对于肾气的影响主要体现在其消耗和削弱人体"精"与"气"的能力。比如，酒精会引起频繁排尿，这不仅导致体液的流失，还会损耗肾精，使得肾脏无法有效维持体内水液平衡。此外，酒精对于中枢神经系统的刺激，也会消耗大量的"气"，使人感到疲惫、无力，从而进一步削弱肾气。长期饮酒还可能引起内分泌紊乱，进一步损耗人体的"精"与"气"，影响整体健康。酒精被认为有"燥热"的特性，过量饮用会伤害人体的内脏，特别是对肾脏的损耗更为显著。肾气虚弱意味着肾脏无法充分发挥其维持水液平衡、调节代谢和保护身体的功能，可能导致疲劳、腰膝酸软、精力减退等症状，甚至进一步影响内分泌与生殖系统的正常运作。还有啊，肾可是和很多事情有关的，比如年轻力壮啊、身体强壮啊，这些都离不开肾的支撑。你总不想未老先衰吧？

　　所以，"少喝酒啦！越喝肾气越虚喔！"其实是一个很实在的提醒，让你想想是不是该给自己留点后路，别让一时的快乐换来以后的苦恼。适当饮酒是可以的，但过量真的伤身。如果你有朋友在聚会上劝你多喝一点时，不妨想想这句话，你的肾会感谢你的，未来的你也会因为现在的节制而感谢现在的自己。保持肾气充足，保持活力满满，这样才能更有精神去面对生活中的各种挑战！

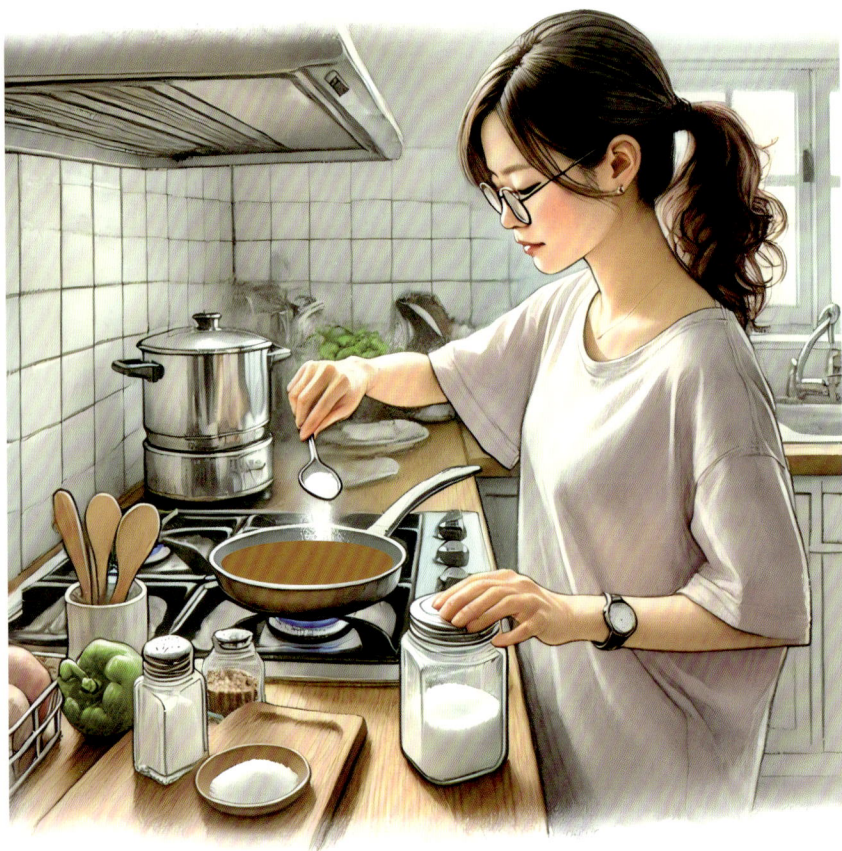

㊹
用盐要适度，
肾气活跃，身体健康

你喜欢吃咸的东西吗？我们的身体，特别是肾脏，对盐可是有一个"上限"。中医常说"咸味入肾"，意思是盐跟我们的肾气有直接关系。适量的盐可以帮助我们的身体保持水液平衡，但如果吃得太咸，就会给肾气增加负担，让它很累。但是吃的盐不够的话，也会引起身体很多毛病。这就是为什么说"用盐要适度，肾气活跃，身体健康"！

最近我突然感到有些不好意思，因为很多老年人来诊所时，我只给他们开了"盐"这味药，并告诉他们回去好好吃盐。适度吃盐后，其中很多人就不会再来了，且报告此药效果甚好。氯化钠中含有氯离子和钠离子，它们都是一价离子。氯离子会在胃中与氢离子结合形成盐酸。盐酸是胃酸的主要成分，胃酸越强，就越会消化食物。有些人会出现胃酸反流、腹胀和多气的情况，这是因为他们的饮食太清淡，缺乏氯离子，使得胃酸浓度不高，酸性较低，所以细菌会越来越多，尤其是胃中最常见的幽门螺杆菌。随着幽门螺杆菌的增多，会产生二氧化碳，导致整个胃部胀气。即使吃得不多，却感到胀满，并且产生大量的屁。胃酸反流是因为胃部积聚了很多气，从而将胃酸顶上来。因此，长时间吃盐过少容易导致胃酸反流和胀气。

氯和钠在人体中具有重要的作用，与我们的呼吸有关。

我们身体产生大量二氧化碳，而二氧化碳需要通过血液排出。然而，二氧化碳在血液中会转化为碳酸，这会导致血管内出现气泡，这对我们的身体是危险的。就像小时候打针时，护士需要逐渐挤出针管内的气泡一样。在血液中存在气泡是不允许的，因此二氧化碳无法以气体形式排出。所以二氧化碳会转化成碳酸（H_2CO_3），碳酸再解离产生氢离子（H^+）和碳酸氢根离子（HCO_3^-）。为了平衡细胞内酸

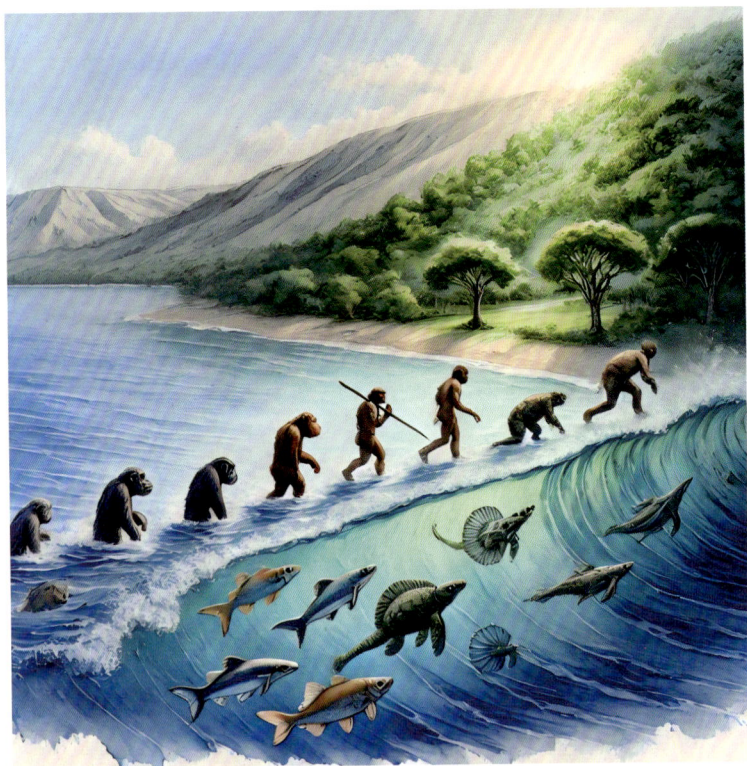

碱值，Na^+ 通过细胞膜上的 Na^+/H^+ 交换泵，将 H^+ 排出细胞，同时伴有 HCO_3^- 的输出。这样，细胞内的 CO_2 就通过 HCO_3^- 的形式进入血液，运送到肺部，最终通过呼吸排出体外。这个机制需要钠离子参与。这是人体非常巧妙的设计。但流汗和小便都会让钠离子流失，所以要补充。

这涉及人类的祖先，人类的祖先来自大海，是从大海中演化而来的，不仅如此，很多陆地上的生物都是从大海中进化而来的。当人类从大海爬出来前，弥漫于身体内外的海水中就有大量氯化钠，因此最容易使用氯化钠进行新陈代谢。然而，一旦来到陆地上，摄取氯化钠的来源主要就是盐。在古代，许多医案都提到了没有盐的问题。在古代，盐是非常昂贵的，我们今天生活在这个时代真是幸运，现在的盐非常便宜。但是，有些医生却只会告诉你不要多吃盐，说吃盐会导致高血压、肾脏问题，这种也是一叶障目，过于偏执。过度摄入盐当然会导致很多问题，但若摄入过少，问题更加严重，甚至会危及生命。

盐不是不能吃，而是不能多吃。那到底要吃多少呢？你的身体会告诉你。一个是根据进食的口感，若感觉太咸了肯定不行；另一个是看身体反应，若经常口干舌燥，睡眠不佳，精力不济，那就要小心是否因盐摄入过多而导致肾功能下降；再一个，如果体力较差，就要注意是否盐分摄入不足。

很多年长的男士和女士会有胃脘不适、胃酸倒流、消化不良、胃胀气、乏力等问题，都与食盐摄入不足有关。线粒体中 ATP（三磷酸腺苷）蕴藏的能量是我们身体的能量来源，如果线粒体缺乏能量，身体就会无力，这可能就是身体缺乏盐分的表现。所以我告诉这些年长之人，要适量多摄取一些盐分，问题就会得到缓解。很多人照办后，果然健康情况大有改善，甚至不需再行治疗。

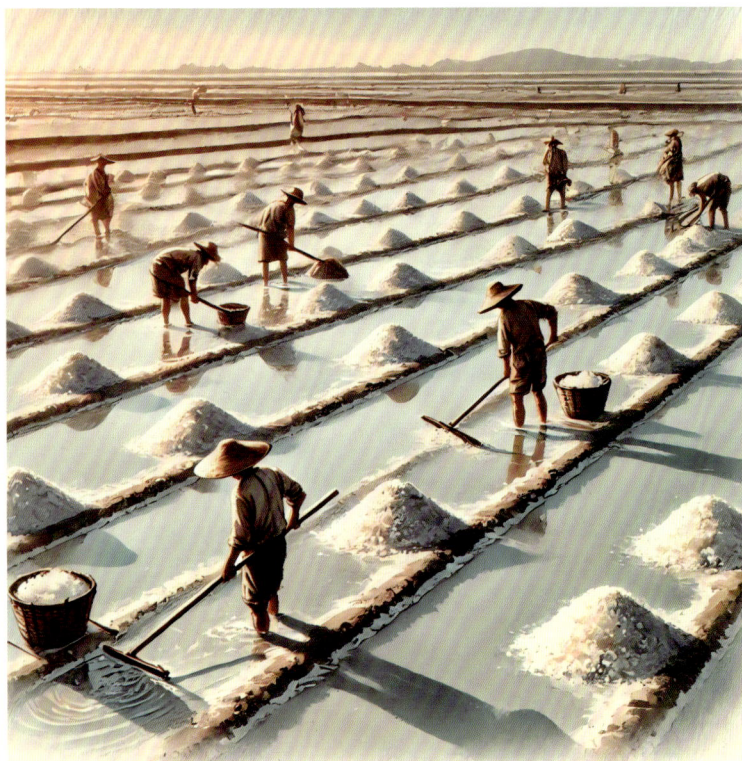

　　盐对我们的健康非常重要。我曾经住在台湾南部的农村，那里的农人因为经常出汗，所以需要摄取大量的盐分来补充因排汗而流失的钠离子。而一般人平时不会大量出汗，但是小便会排出一些盐分，因此也需要通过食盐来进行补充。然而，有些人追求清淡健康的饮食太过偏失，结果越养生越虚弱。因此，适量地摄取盐分是非常重要的，既不要吃过多，也不要吃过少，要把握好适量原则。这就是中道的原则，中道是天地之间最重要的法则。

　　你会发现，吃盐吃得适度，整个人会感觉更有精神，身体更轻盈！适量的盐能够维持身体的阴阳平衡，帮助肾脏进行正常的水液代谢。肾气也会变得更"开心"。简单的改变，不仅能让你吃得健康，还能让你的肾脏远离负担，这样你的肾气就能长期充盈，让你每一天都活力满满！所以，从今天开始，正确用盐，让肾气更有力量吧！

㊺
吃饭定时定量，
肾气会说"谢谢你！"

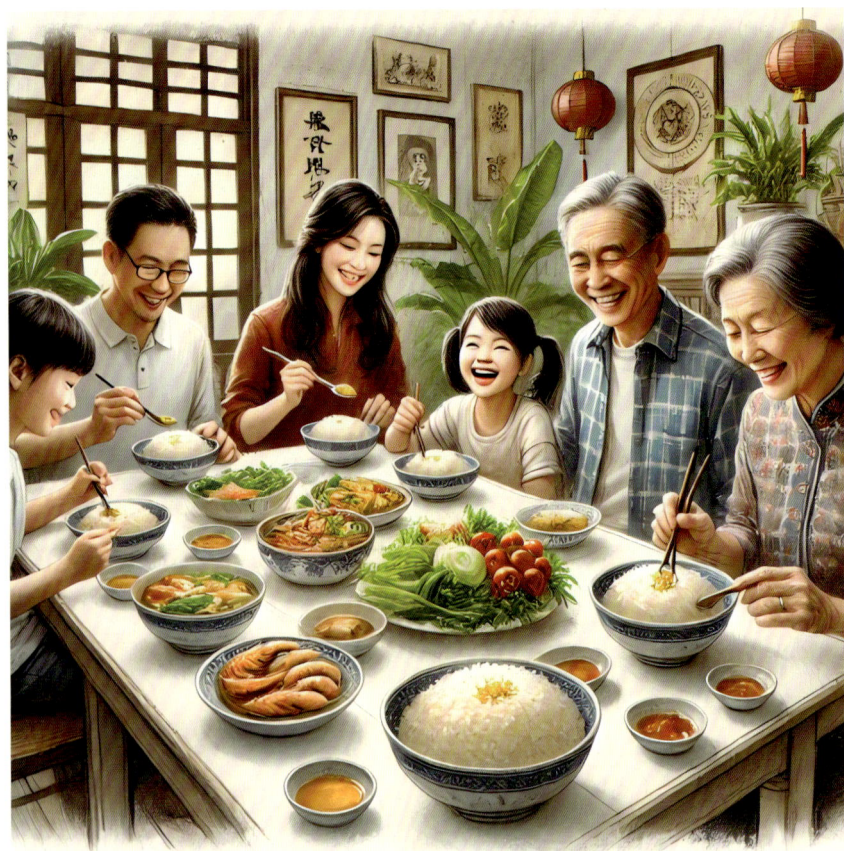

　　"先天之本"和"后天之本"是中医里的生命"双宝"。先天之本就像我们的"原装电池"，指的是来自爸妈的精气，让我们有力量长大，活力满满。肾就是这个"原装电池"的管家，保护好它，我们才能精力充沛。后天之本则是脾胃，像我们身体的"充电站"，通过每天的饮食来补充能量，把吃进去的东西转化为精华，让全身都得以滋养。所以，先天的好基础得靠后天好好吃、好好养，两者搭配，才能让我们天天活力满满、健康满分！若后天之气运化不当，宝贵的先天之气就会白白浪费在帮助脾胃运转这种次一等的身体需求上，殊为可惜！

　　你知道吗？吃饭定时定量不仅对肠胃好，连我们的"肾气"都会对你说"谢谢你！"其实，肾气就像我们身体的能量库，帮助我们保持精力充沛、精神不疲。吃饭如果不规律，或者吃得太多太少，肾气可是会感觉到压力的喔！

　　中医强调"胃为水谷之海"，而"脾主运化"，脾胃的功能健康对于消化吸收营养、补充肾气至关重要。当进食定时定量，脾胃可以有规律地运作，消化吸收的效率得以保持稳定，从而将食物的精微转化为能量，滋养五脏六腑并补充肾气。然而，若进食不规律，过多或过少，都可能导致脾胃功能失常，影响食物的消化吸收，使得肾气得不到足够的滋养，进而引发疲倦、免疫力下降等健康问题。

　　想象一下，脾胃就像是一家餐馆的厨房，肾气就是负责储存能量的小伙伴。如果你三餐不定时，有时候暴饮暴食，有时候又饿着不吃，这家餐馆的厨房就会变得很混乱：有时候忙到应付不来，有时候又闲得没有材料可以做，这样一来，储存能量的小伙伴——肾气，就会因为得不到稳定的"供应"而变得虚弱，没法为你提供充足的能量啦。

而定时定量吃饭，就是让脾胃这家餐馆可以有规律地运作，每天准时开工，每次刚刚好，不多不少。这样一来，脾胃能把食物中的营养转化为能量，送到肾气的能量库里，让它保持充盈，帮助你每天都有足够的精力去面对生活中的挑战。当你的肾气得到足够滋养时，整个人就会感觉精力充沛，腰不酸腿不疼，身体也更有活力。

而且，不定时进食还可能影响消化和代谢功能，比如说，暴饮暴食可能会让肠胃"不堪重负"，导致消化不良，甚至让你感到胃胀难受。这些消化不良的食物会转化为体内的"湿热"，而湿热对肾脏非常不友好，会加重肾脏的负担。而进食过少或不规律，又会让身体得不到足够的营养，肾气也没法充盈起来。所以，保持饮食定时定量，不仅能让你的肾气保持强壮，也能让你的肠胃更健康。现代医学也支持定时定量进食的重要性。规律的饮食习惯有助于稳定血糖水平，减少消化系统的负担，并保护内分泌系统的正常运作。肾脏作为人体代谢和内分泌的重要器官，其功能的正常运行依赖于稳定的营养供应和内环境的平衡。因此，养成定时定量的饮食习惯，有助于保持肾气充盈，促进整体的健康状态。

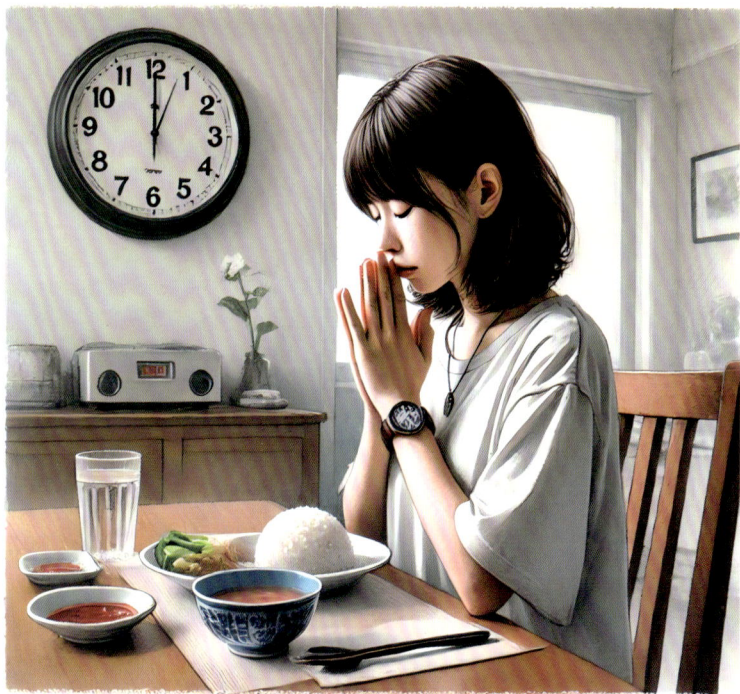

简单来说，吃饭定时定量就是对身体的一种爱护，特别是对肾气的呵护。想象肾气在你的体内对你微笑着说"谢谢你"，因为你给了它一个稳定的环境来储存能量，帮助你保持活力。从今天开始，养成定时定量的饮食习惯吧！这样不仅你的肾气会"开心"，你的身体也会变得更健康、精神更饱满，每一天都更有活力！

多吃海带紫菜，
肾气更喜欢

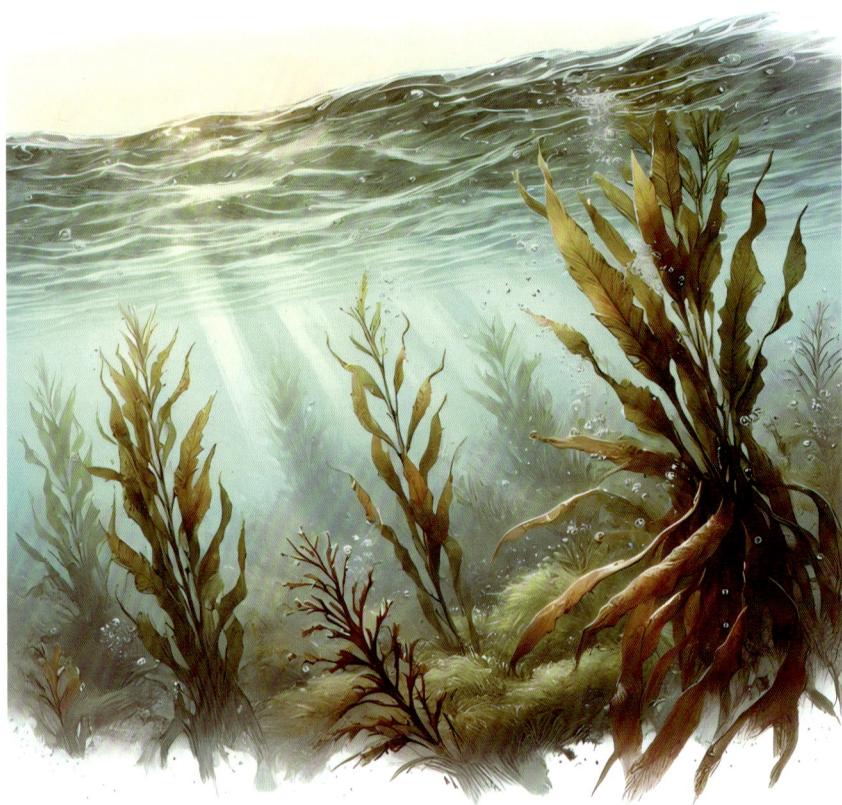

你知道吗？很多动物的祖先最早都是来自海洋，因此海洋中的食物对我们人体也有特别的滋养作用。想要肾气旺旺，吃海带和紫菜是一个超棒的选择喔！为什么呢？因为这些来自大海的小宝贝可都是天然的补肾高手。就如肾气是人体的小马达，海带和紫菜就是为这个小马达加油的能量补充包，让你每天活力满满，精神十足。

先来看看海带，这可是海中的健康天使，含有丰富的碘和其他矿物质。碘可以帮助我们的甲状腺正常运作，而甲状腺是负责调节新陈代谢的重要机关，帮助把我们吃进去的食物转换成能量。当你有充足的能量供应时，肾脏这个"水源大师"自然也会运作得更加顺畅。想象一下，吃了海带就像是给肾脏来了个大保养一样，让它更有劲、更有效率地帮你处理体内的水分和代谢。

再来是紫菜，这个紫色的宝物看起来薄薄的，但其实营养可是相当丰富！它含有大量的蛋白质和维生素，特别是维生素 A 和 B 族维生素。这些营养不仅可以帮助肾脏维持正常功能，还能让你的免疫系统变得更加强大。你在吃紫菜时，就好像在给你的身体穿上一层防护衣，让病菌更难入侵，身体也更少感冒，肾气更不容易虚弱。

此外，根据五行学说，肾属水，而藻类食物如海带和紫菜色黑且味咸也属水，其性质寒凉，能滋阴补肾，有助于平衡体内的阴阳，促进水液代谢。这类食物能够帮助肾脏的排毒功能，促进新陈代谢，从而减少体内的湿邪和毒素堆积，对肾脏的保护和维护尤为重要。对于中医来说，通过饮食的调养来保护肾气，是一种温和且持久的方式，能有效减少肾虚的风险，维持整体健康。

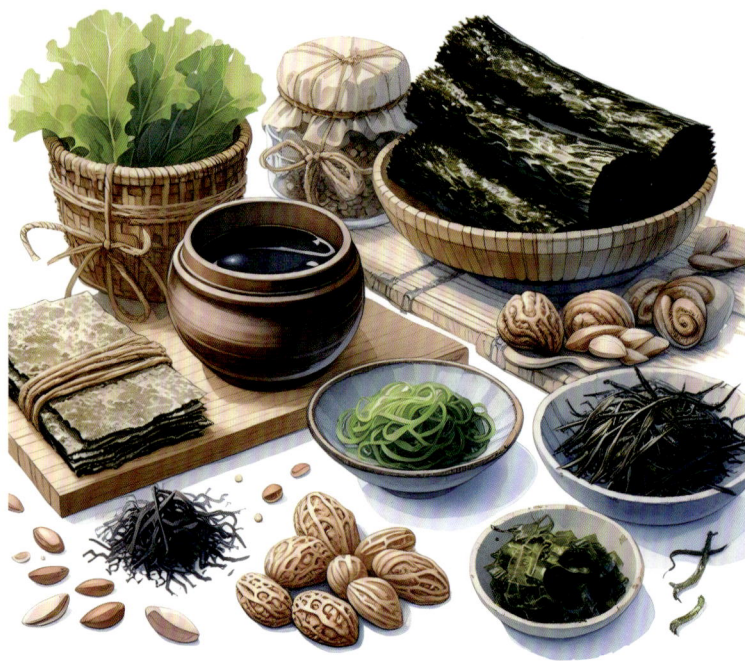

　　所以啊，想要肾气更喜欢，记得多吃海带和紫菜，这不仅让你的肾脏健康，也会让你每天感觉活力十足，精神百倍。下次煮汤时加点紫菜，或者拌个海带丝沙拉，都是既简单又健康的好选择喔！

㊼
多吃纤维，
肠道通顺肾气更顺畅

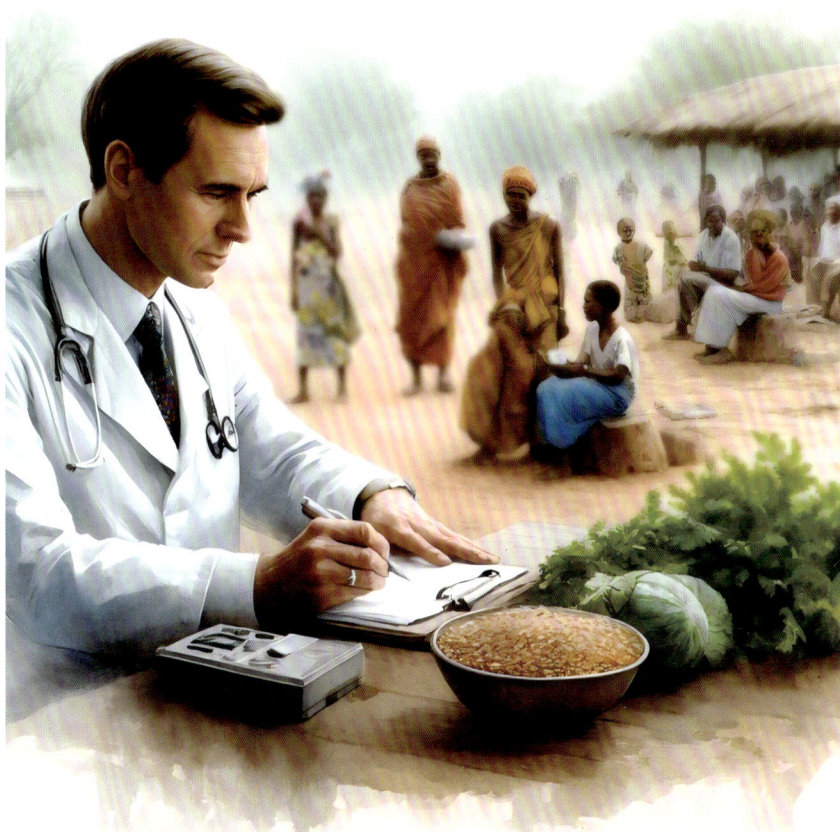

20世纪70年代，爱尔兰医生丹尼斯·柏基特（Denis Burkitt）在非洲研究了纤维对肠道健康的影响。他观察到，非洲农村居民的饮食中富含纤维，便秘和肠道疾病的发生率相对较低。他提出了著名的"柏基特假说"，认为膳食纤维不足是导致西方社会肠道疾病高发的主要原因之一。这一观察进一步推动了纤维对消化健康的研究和认识。他认为高纤维饮食可以降低结肠直肠癌的风险。柏基特还建议，高纤维饮食可能对预防其他西方常见疾病（如心脏病和糖尿病）有益。柏基特的研究对现代营养学产生了深远的影响：他的研究引发了人们对膳食纤维重要性的关注。他撰写的《西方疾病、它们的出现与预防》（*Western diseases, their emergence and prevention*）一书成为国际畅销书。近期研究证实了柏基特的观点，发现每天多摄入10克膳食纤维可以平均降低10%的结肠直肠癌风险。

你知道吗？想要肾气好，保持肠道通顺可是一个关键喔！多吃纤维不仅让你的肠道顺畅，还能让肾气更顺畅，这可是中医的妙招之一！

《黄帝内经》中记载了"五谷为养，五菜为充，五果为助，五畜为益"的饮食观念，其中五谷和五菜都是富含纤维的食物。这些食物被认为有助于"肠胃之通"，防止便秘，从而促进全身气机的健康运行。此外，《神农本草经》中也提到多种富含纤维的植物（如谷物、根茎类）对于促进消化、保持肠道健康的好处。

我们的肾脏不仅负责处理尿液，还和大便的通顺有着密切的关联，这叫作"肾主二便"。肾就像是一个身体里的大总管，管着水分的平衡和排泄。如果肾气充足，小便就顺畅，大便也不会卡住。想象一下，当肠道顺畅的时候，就像是把路上的堵塞清理干净一样，身体里的能量自然也就能顺顺利利地运行起来啦。肾气和二便之间的关系可以从"肾主水"的概念来理解。肾脏在中医中被视为调节水液代谢的主要脏器，不仅负责尿液的生成和排泄，还影响大便的通畅程度。当肾气充足时，小便排泄有序，肠道也能正常运作，促进大便的排出。因此，通过饮食调养来促进肠道通顺，能够进一步保障肾气的顺畅。

这里就要提到纤维这个好帮手了。纤维就像是肠道里的清道夫，能帮助把肠道里的废物推走，让大便更容易排出。而且，纤维能增加大便的体积，使得肠道更有动力进行蠕动，这样一来，就能有效地防止便秘的发生。吃了纤维，肠道蠕动得更好，就好像是在给肠道做运动一样，不仅能加速废物的排出，还能维持肠道的健康和活力。这样的效果就像是每天为肠道进行一次轻松的锻炼，让它保持最佳状态。当肠道通顺了，肾气也会变得更加顺畅，因为肾和肠道之间有着密切的联系。当排泄顺利时，肾脏负担减轻，肾气运行得更好，整个人的身体状态也会因此得到改善。当肠道通了，肾气也更顺畅，整个人都会感觉轻松愉快，精神百倍，更能面对每天的挑战。

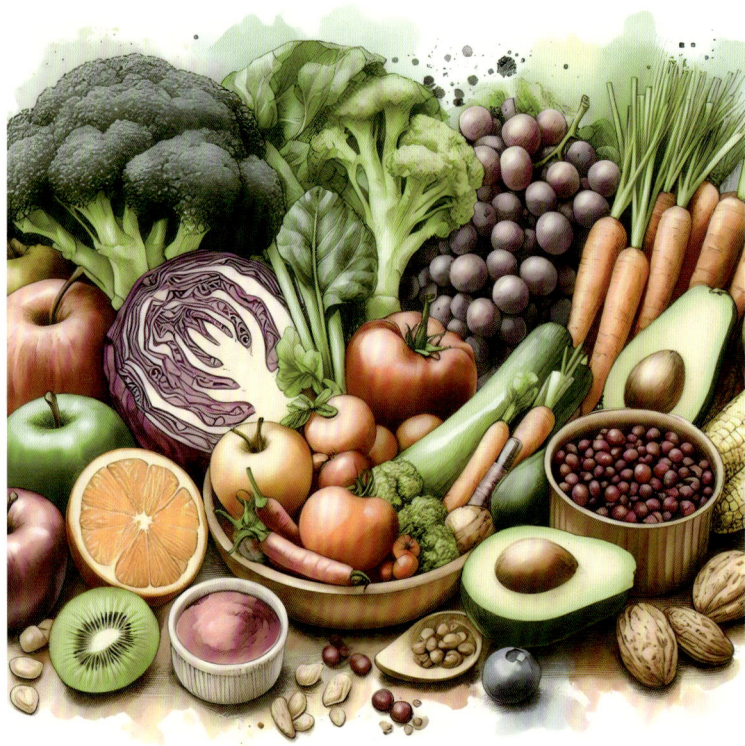

而且啊，中医还说到"先天之气"和"后天之气"的关系。先天之气是我们出生时就带来的宝藏，来自爸妈的基因，而后天之气则是我们每天吃进去、吸进去的能量来源。肾被称为"先天之本"，就像是一个储藏室，储存着我们的先天之气。但是呢，这些先天之气也是有限的，要好好保护它！而后天之气就是我们平时可以补充的能量，吃得好、呼吸得好，肾气也会更强壮。而纤维这个好帮手是非常有助于后天之气的充分吸收的！

　　所以，多吃纤维不仅能让你的肠道更健康，还能帮助肾气更顺畅，让你身体里的能量能够更好地流动。下次吃饭的时候，多加点全谷类、蔬菜和水果，这些都富含纤维，能让你的肠道和肾脏都开心，身体自然也就会更有活力。简单来说，多吃纤维，肠道通顺，肾气更顺畅，整个人也就会变得更轻松、更健康喔！

㊽ 清汤暖暖喝，
肾气就像在泡温泉

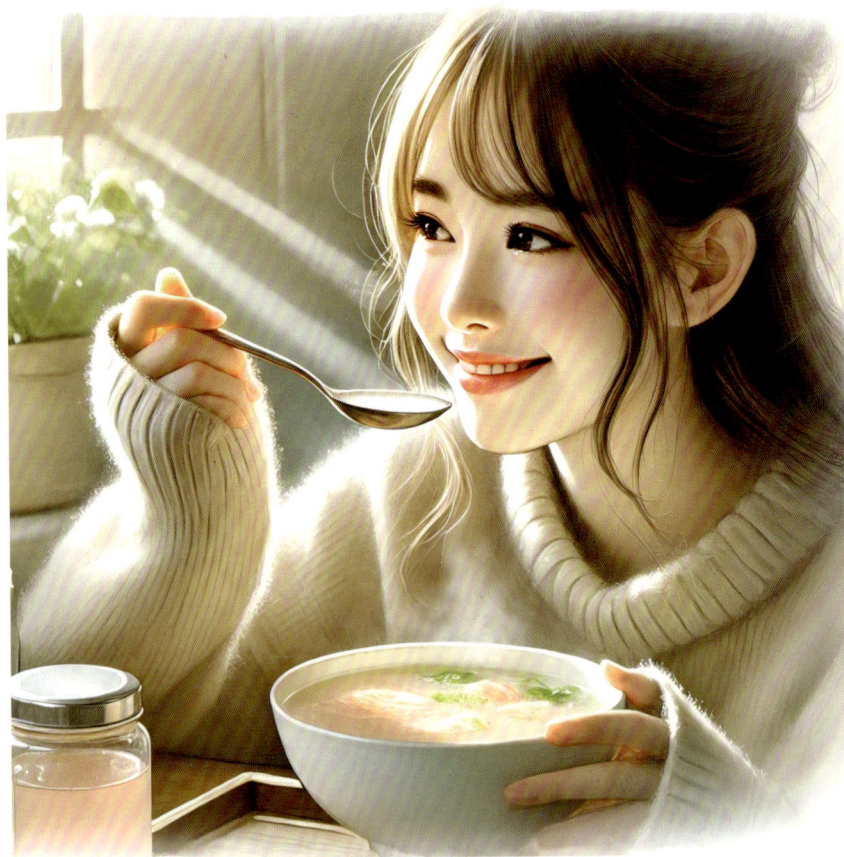

　　你有没有过这样的感觉，天气冷的时候，喝上一碗热腾腾的清汤，整个人都暖和起来，仿佛寒气瞬间被赶跑了？清汤的组成非常简单，不油腻厚重，且易于消化吸收，成分主要来自天然的食材，例如时令蔬菜、豆腐、海带、紫菜等，这些食材经过长时间的熬煮，释放出丰富的营养，同时保持清爽。此外，清汤中适度的盐不仅可以增添风味，还有助于维持身体的电解质平衡，帮助调节体内的水液代谢，对健康有益。这就是为什么说"清汤暖暖喝，肾气就像在泡温泉！"暖暖的清汤，对于我们的肾脏来说，就像是温暖的拥抱，让它变得更有力量，也更有活力。

　　小朋友夏天胃口不好不吃饭，妈妈可以准备一碗好喝且有咸味的清汤，这样小朋友一吃胃口就开了。因为清汤中的温度和盐分可以刺激味蕾，促进胃液分泌，帮助肠胃蠕动，让小朋友的消化系统更加活跃，自然就有了吃饭的兴趣。

　　肾脏在中医里被称为"生命之本"，就像是我们体内的小发电站，提供着源源不断的能量。而在寒冷的天气里，肾脏就特别需要一些温暖来维持它的运作。想象一下，当我们泡温泉的时候，那种全身放松、温暖的感觉是不是特别舒服？其实，我们的肾脏也是一样，当它感受到温暖时，整个身体的能量运行也会变得更加顺畅。

　　清汤就是这样一种神奇的东西。它不仅能够驱走身体里的寒气，还能给肾脏带来温暖的滋养。如紫菜汤、红枣枸杞汤这些温补的清汤，都是肾脏的好朋友。它们就像是专门为肾脏准备的温泉，喝下去之后，肾脏就像泡在温泉里一样，变得暖呼呼的，充满了力量。这样一来，我们的身体也就不容易感觉到寒冷，整个人都会变得更加有活力。

而且啊，喝清汤不仅是对肾好，还能让心情变好。想象一下，在寒冷的冬天里，喝上一碗热汤，那种温暖直达心底的感觉是不是特别满足？这就是清汤的魅力所在，它

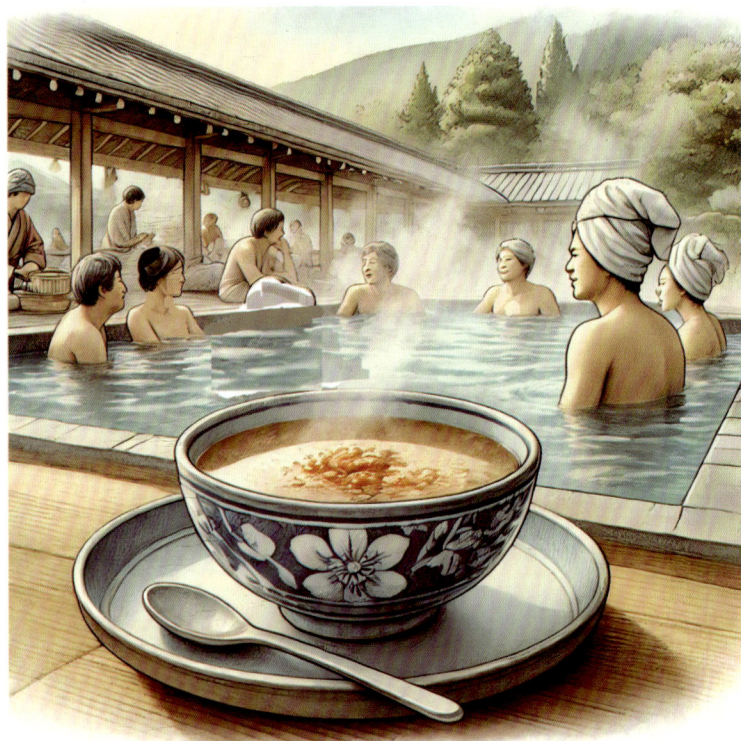

能够温暖的不只是身体，还有我们的心。当我们的肾脏变得温暖、强壮了，整个人的精气神也会变得更好，肾气充足，身体自然就更健康，更有抵抗力。

所以啊，别小看那一碗暖暖的清汤，它可是肾脏的温泉，也是我们冬天里最好的伙伴。下次天气冷的时候，不妨煮上一锅热汤，慢慢喝，让自己的肾气泡个温泉，整个人都会变得更加健康有活力喔！

㊾
进补悠着点，别过头了，
肾气要慢慢补

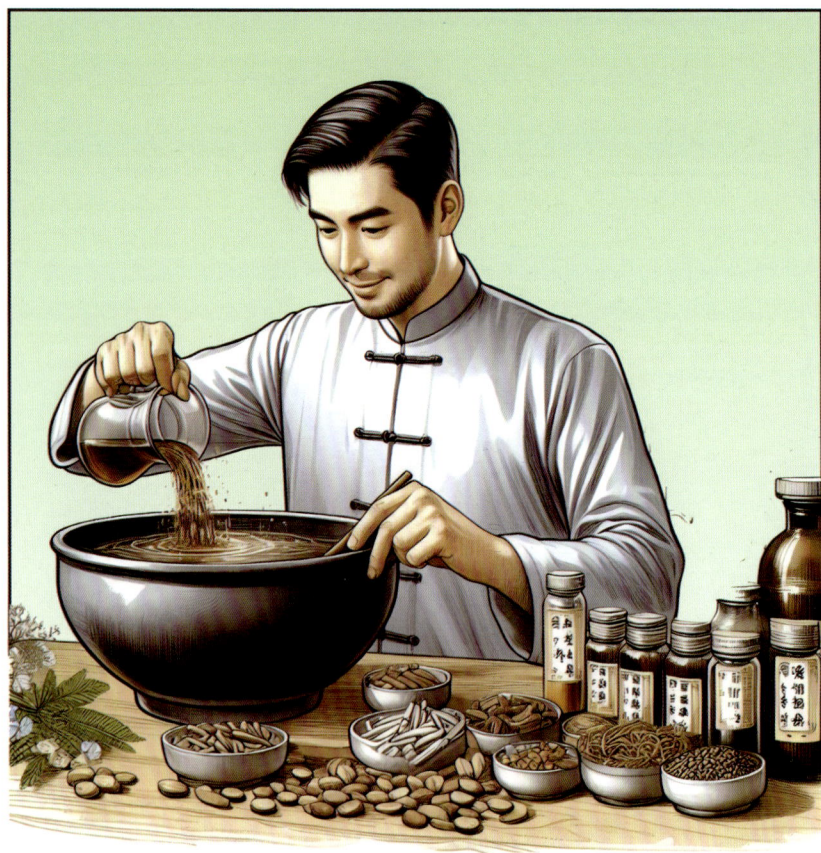

你知道吗？补肾可不是一件着急的事，就像种花一样，得慢慢来，不能急于求成。"进补悠着点，别过头了，肾气要慢慢补！"这句话就是提醒我们，补肾应该像养花一样，细水长流，别一次性浇太多水，不然反而会把花给淹死。

明代中医名家张介宾先生的《景岳全书·论治篇》中指出："攻不可以收缓功。补不可以求速效。"（白话翻译："攻击疾病时不能期望快速达到缓解效果，而补养身体时也不能追求立刻见效。"）

中医强调"虚则补之，实则泻之"的原则，这意味着当身体处于虚弱状态时，需要进行补益，但补益应该是适度而不过量的。肾气的补充需要时间和耐心，过度进补可能会导致体内阴阳失衡。特别是在肾虚的情况下，如果突然大量服用补品，可能会引起内热、消化不良，甚至影响其他脏腑的功能，从而适得其反。肾的"精"是"慢养"的，只有通过长期的调理，才能够达到补肾的效果。

想象一下，如果你觉得自己有点累，就开始吃很多补品，如人参、鹿茸之类的，希望能立马变得精神百倍，结果却发现身体出现了不舒服的症状，这是因为补得太过头了。肾气就像我们体内的小马达，需要慢慢加油，才能运转得顺畅。如果一下子加太多，反而会过载，让身体变得更加疲惫，甚至出现上火、胃口不好等问题。

古人对于补泻的要求是很小心的，明代中医名家李中梓《医宗必读·疑似之证须辨》中说："大实有羸状，误补益疾；至虚有盛候，反泻含冤。"（白话翻译："有些病，患者的情况看起来一片虚弱之象，但其实是严重的实证，如果误用补药反而会使病情加重；而有些属于严重虚证的患者，病情看起来却很像实证，若贸然使用泻法，反而会损害身体甚至致人于死地。"）

补肾其实是个慢工细活，特别是在换季的时候，或者在身体感到疲倦的时候，适当地吃些补品来调养是很好的，但要记得量力而行。比如，冬天的时候可以喝些羊肉汤，这样既能补肾又能暖身，但也不能天天吃太补的东西。肾气是需要慢慢积累的，就像小溪流一样，细水长流才能成为大江大河。

而且啊，补肾不光是靠吃补品，还需要好好照顾自己的生活习惯。早睡早起、多运动，保持心情愉快，这些对肾气的补养都很有帮助，这也是本书之所以编写的初心！就像我们养花，不仅要浇水，还要给它充足的阳光，让它在合适的环境中成长。肾气的补充也是一样的，不是靠一下子吃很多补品就能达到的，而是需要日积月累的调理和关爱。

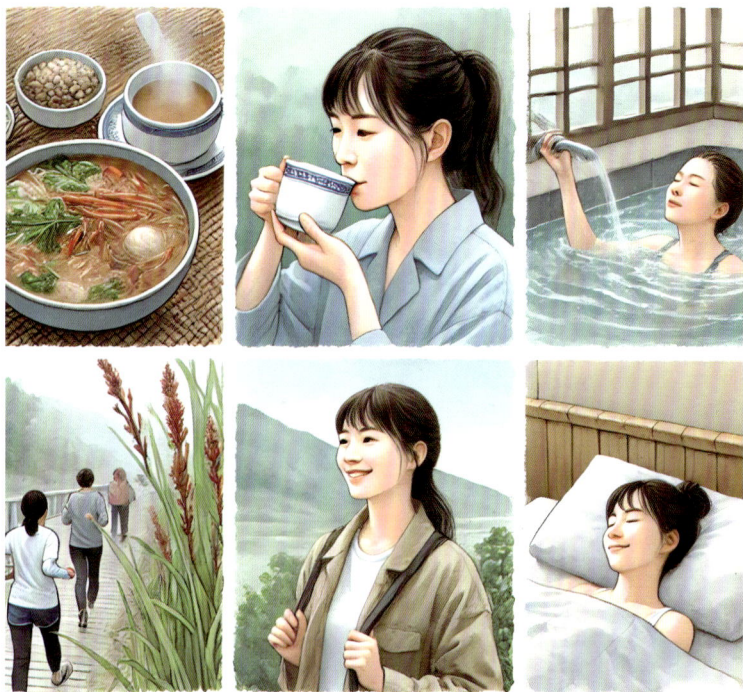

　　所以啊，补肾的时候要记得"慢慢来，别急"。适量的补品加上健康的生活方式，才能让我们的肾气越来越好，身体也会越来越有活力。不然的话，补得太猛，反而会让肾气受不了，就像花被浇太多水一样，不仅不长，还会枯萎呢。所以，下次想进补的时候，记得悠着点，让肾气慢慢补上来，这样才能真正把身体养得健康又强壮喔！

㊿
地黄丸家族和固护肾气的关系

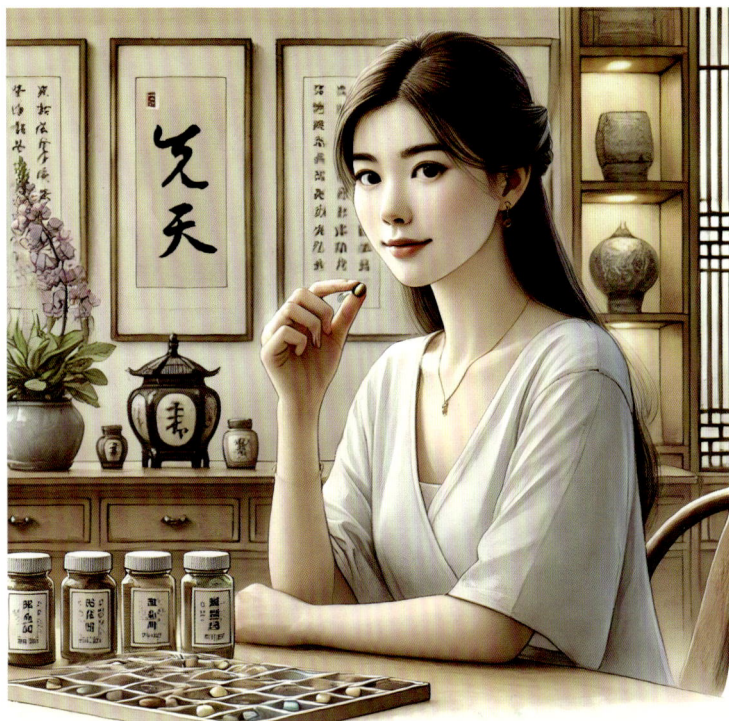

  学医除了治病之外，还有很重要的一点，就是养生抗老，让人能够老得比较慢。没有人能长生不老，可养生抗老是可以做到的，而这其中最重要的工作就是固护肾气！

要讲中医养生抗老、固护肾气，就不得不讲到地黄丸系列，因为养生抗老的方剂都是来自地黄丸家族。四物汤补血，四君子汤补气，八珍汤补气血，十全大补汤阴阳气血皆补，但是这些药都不能长期吃，长期吃会引起身体的偏失，只要吃到功能差不多恢复了，身体体质调好了，就可以停药。因为纯补药会带偏体质，所以也不能补得太过，所谓过犹不及正是这个道理。在中医方剂里，可以长期服用的就是地黄丸系列，因为它们是补泻兼顾，不易偏颇。

地黄丸系列，在药性方面，都是补药；药物动力方面，都是收性药，收敛阳和阴；润燥方面，都是润性药。这就是地黄丸家族的特色，它们比较适合长期做养生抗老之用。

地黄丸系列中，最早出现在历史上的不是六味地黄丸，而是八味地黄丸，即桂附地黄丸。在东汉医圣张仲景所著《金匮要略》里就讲到八味地黄丸，到了宋朝，钱乙才在原构成上去掉肉桂、附子，变成六味地黄丸，于是从一个偏补阳剂，变成偏滋阴剂。

六味地黄丸治阴虚盗汗，小孩子会常用到。组成中有三补三泻，三补是地黄、山药、山茱萸，补肾、补脾、补肝，三泻是泽泻、茯苓、牡丹皮，泻肾、泻脾、泻肝。有补有泻才能新陈代谢，强化脏腑的机能，所以可以长期服用，这也是地黄丸系列的特点。

阳虚严重则用八味地黄丸。更严重的，年纪越来越大，双脚无力，下肢尤其寒的，就会用到十味地黄丸。八味地黄丸是养生抗老最常用的，因为开始养生的都已经不是小朋友了，单纯的阴虚现象相对少，而是已经开始阳虚或阴阳两虚了，而阳虚、阴阳两虚就用八味地黄丸。八味地黄丸也叫肾气丸、桂附地黄丸。八味地黄丸所治疗的症状是手足逆冷，腰膝酸软，小便频数，夜尿多，记忆减退，听力衰退，耳鸣，老化颇速，这些都是老化现象，所以其功效归纳起来就是三个字——抗衰老。

八味地黄丸到十味地黄丸，主要是针对更老的人，双脚更无力，脚更冷，湿浊之气积累更多，就加上牛膝、车前子，尽量把药力往下带，同时加强湿浊等代谢废物的排出。十味地黄丸又叫牛车地黄丸，又叫作济生肾气丸。

六味地黄丸加上菊花、枸杞子就变成杞菊地黄丸。杞菊地黄丸的作用之一在肝，而肝开窍于目。如果老眼昏花，眼睛酸涩，可以用杞菊地黄丸。肝肾可以同治，这是因为水（肾）木（肝）同源。

麦冬和五味子可作用于肺，六味地黄丸加上五味子、麦冬就变成麦味地黄丸，又叫长寿地黄丸。清气的来源是肺，"佛争一炷香，人争一口气"，气在就活得久。肺肾可以同治，这是因为金（肺）水（肾）相生。

如果阴虚火旺严重，身体很燥热，甚至烦躁，就将六味地黄丸加上黄柏、知母，变成知柏地黄丸。但它的药性偏寒，不适合长期服用。

使用这些地黄丸时，要选择适合身体目前症状的，确定身体的偏失是在哪里！这个地黄丸家族就是我们"固护肾气"最重要的方剂，可视需要做比较长期的养护！

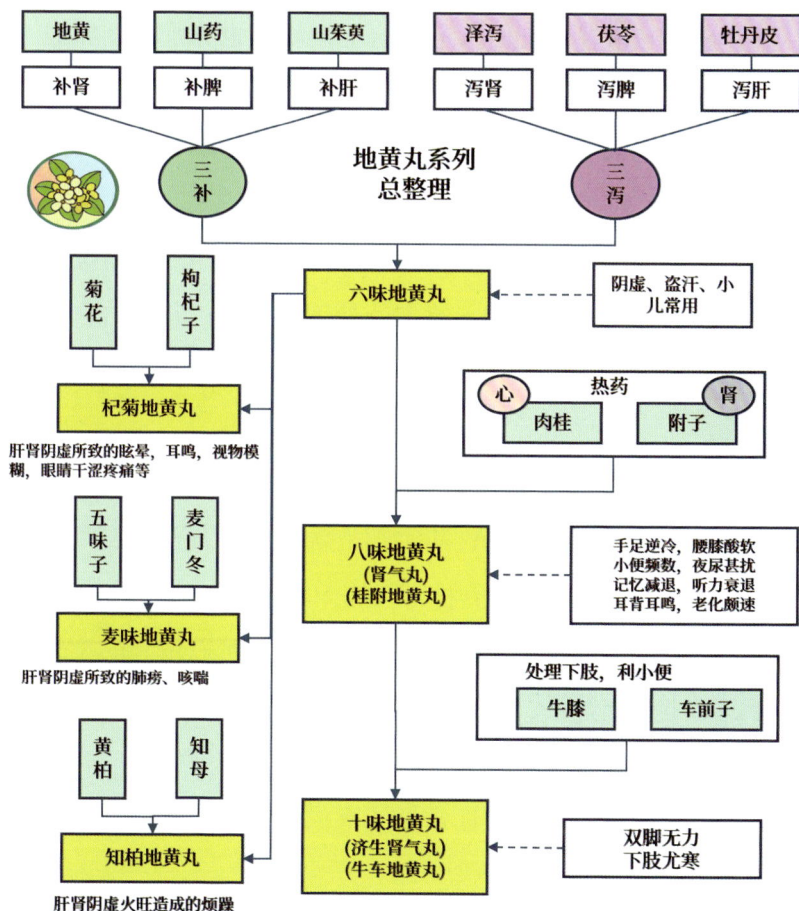

地黄	山药	山茱萸	泽泻	茯苓	牡丹皮
补肾	补脾	补肝	泻肾	泻脾	泻肝

三补　　地黄丸系列总整理　　三泻

菊花　枸杞子
杞菊地黄丸
肝肾阴虚所致的眩晕，耳鸣，视物模糊，眼睛干涩疼痛等

六味地黄丸 ◁--- 阴虚、盗汗、小儿常用

心　热药　肾
肉桂　附子

五味子　麦门冬
麦味地黄丸
肝肾阴虚所致的肺痨、咳喘

八味地黄丸
(肾气丸)
(桂附地黄丸) ◁--- 手足逆冷，腰膝酸软　小便频数、夜尿甚扰　记忆衰退、听力衰退　耳背耳鸣、老化颜速

处理下肢，利小便
牛膝　车前子

黄柏　知母
知柏地黄丸
肝肾阴虚火旺造成的烦躁

十味地黄丸
(济生肾气丸)
(牛车地黄丸) ◁--- 双脚无力　下肢尤寒

结　语

　　亲爱的读者朋友们，走到这里，我们也算是共同完成了一段小小的旅程，一起探讨了这本养肾抗老书中的许多道理和方法。或许你会发现，其实养生并不是那么深奥、难以理解的事情，也并不需要很大的投入和付出。我们所需要的，只是一些耐心和对自己健康的用心，就像我在中医课程中经常说的：健康就是细水长流，每天给自己一点善意和关怀，日积月累，你就会发现身体的变化和成长。

　　我们这一生的日子，无非就是由无数个普通的日常组成的。健康的养生之道，其实正是融入这些日常的点点滴滴中。就像书中提到的养护肾气的 50 条法则，它们并不是遥不可及的神奇秘方，而是一些我们每天可以做到的小改变。喝上一碗热汤、用手搓搓脚心、早些入睡、保持心情的愉快，这些简单的小习惯正是我们养护肾气的好帮手。就像做一道菜一样，当你掌握了火候和配料，你就能做出属于自己的美味。

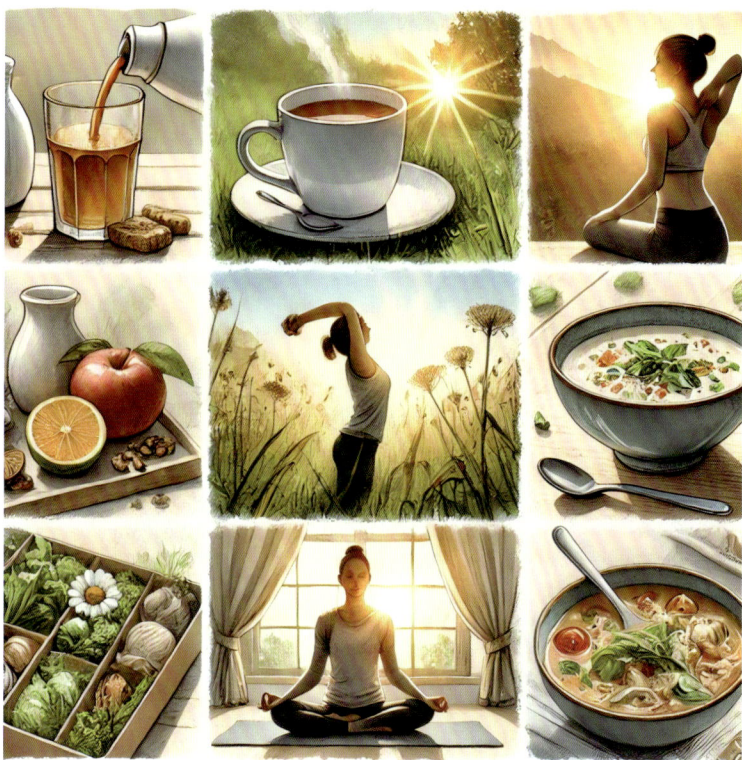

　　可能有的朋友会说，现代生活这么忙碌，哪有时间去讲究这么多的养生法则？是啊，人生已经很累了，余力真的不多。其实，养生不应该让我们觉得压力重重，也不需要特意去安排一段时间做什么"养生大计划"。相反，它可以是一件随手可得的事情，是在生活的角落里找到的小确幸。例如，每天早上工作累了站起来伸个懒腰，晚上睡前泡泡脚，这些动作虽小，却能让你慢慢感受到身体的变化。

这就像我们常听到"蜀二僧"的故事一样，两个四川的僧人决定去西天取经，一个富有僧人一直在准备，但犹豫不决，担心无法完成，而另一个僧人则马上开始出发，最终成功地完成了这件看似不可能的任务。这故事告诉我们：只要开始做，慢慢积累，终究会看到成功的结果。养生也是如此，而最重要的是，养生是一种心态，是对自己生命的爱护和珍惜。

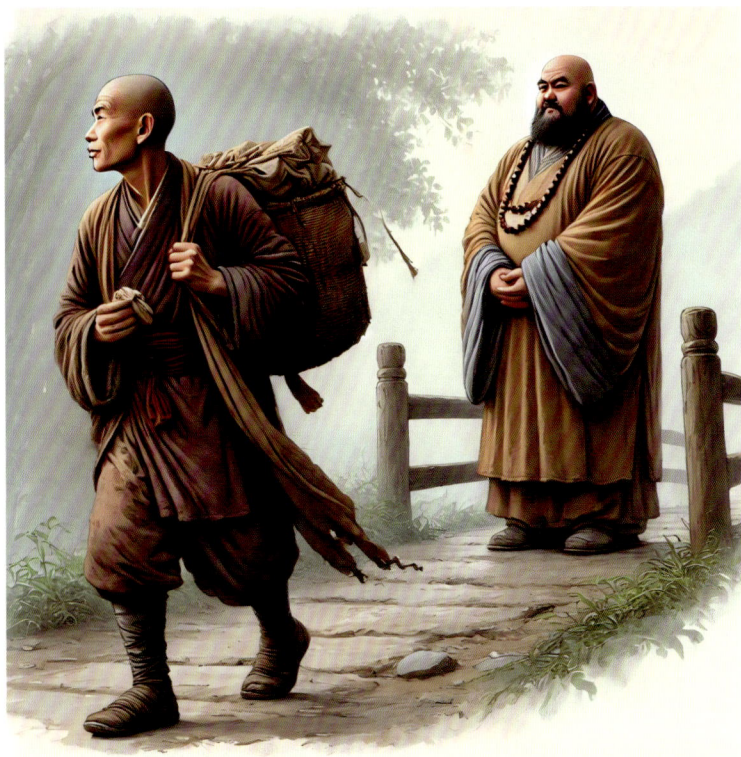

在这本书中，我们讨论了肾气的重要性。中医讲"肾主先天"，这话听起来似乎有点玄，但实际上，肾就像是我们身体的"蓄电池"。当肾气充足时，我们的精力、活力和抵抗力都会跟着提升；但如果长期透支，肾气虚弱，我们的身体就像缺了电的手机，会时常感到疲倦、无力，甚至影响其他脏腑的运作。因此，保护肾气就是在给自己"储备能量"，让我们能以充沛的精力去面对生活中的各种挑战。

固护肾气的方法，无非就是那么几条简单的原则：温暖、适度、循序渐进。肾喜温恶寒，所以冬天来碗热腾腾的汤，夏天泡个暖脚，是很好的选择。肾气也不喜过度，无论是过度的劳累还是过度的进补，都会给肾脏带来负担。这就像开车一样，马达需要时间去热身，不能一下子踩到底。养肾也是如此，循序渐进，慢慢积累，就能让肾气更充足、身体更健康。

说到这里，也许你会发现，固护肾气不仅仅是养身体，还是一种生活态度。它提醒我们要学会"取中庸"，不过度、不勉强自己，学会聆听身体的声音，给自己一些时间去休息，去感受生活的美好。而这些看似简单的小动作、小改变，却能带来巨大的效果。最终，你会发现自己不再容易疲惫，睡得更好，甚至连心情也变得更加轻松愉快了。

亲爱的读者朋友们，谢谢你们读到这里，谢谢你们愿意给自己一个机会去了解养生、去爱护自己。其实，我们每个人都是自己健康的守护者。养生不是一场短跑比赛，而是一场长期的马拉松，需要的是日复一日的小小努力。就像我们书中提到的那些方法，无论是饮食的调整，还是作息的调整，每一点一滴都在帮助我们变得更好、更健康。

希望这本书能够成为你生活中的小帮手，给你一些启发和帮助。在未来的日子里，愿你每一天都能感受到肾气的充盈、身体的活力。当你感受到身体的改善，当你发现自己的能量越来越多，那份小小的快乐也会随之而来。

最后，祝大家都能拥有一个健康快乐的人生，珍惜每一个平凡的日子，感受生命的美好。让我们一起坚持那些小小的养生习惯，让身体在日积月累中变得越来越好！

附录
《黄帝内经》中肾气和年龄的关系

《黄帝内经》中《素问·上古天真论篇第一》是中医经典中的重要篇章，讨论了人体的自然生长、发育、衰老过程，特别是关于男女的生理周期、肾气的盛衰以及它们对身体的影响。这段内容具体描述了女性和男性在不同年龄阶段，随着肾气的变化而发生的生理变化。下面将对这段经文进行详细解释。

女性生理发展过程（以七岁为单位）

1. 女子七岁，肾气盛，齿更发长。

○ 七岁时，女孩的肾气开始旺盛，这是人体成长发育的开始阶段。发长和换牙是肾气盛的表现，这也意味着身体开始为青春期的发育做准备。

2. 二七而天癸至，任脉通，太冲脉盛，月事以时下，故有子。

○ 两个七岁，即 14 岁左右，女性会迎来"天癸"（月经）的初潮，这是青春期的重要标志。此时，任脉和太冲脉都变得强盛，身体开始具备生育的能力，这个阶段标志着性成熟。

3. 三七，肾气平均，故真牙生而长极。

○ 三个七岁（21岁），肾气达到平衡状态，身体发育已经趋于完全，身高、牙齿等也已经达到极限，此时身体处于健康旺盛的状态。

4. 四七，筋骨坚，发长极，身体盛壮。

○ 四个七岁（28岁），筋骨变得更加坚固，头发达到最长的状态，整个身体处于壮盛期，这时候是女性生命力最强、身体状况最好的时期。

5. 五七，阳明脉衰，面始焦，发始堕。

○ 五个七岁（35岁），阳明脉开始衰退，脸色逐渐失去光泽，头发开始出现掉落的现象，这是身体开始衰老的初期迹象。

6. 六七，三阳脉衰于上，面皆焦，发始白。

○ 六个七岁（42岁），三阳脉的衰退表现在面部，脸色变得晦暗，头发逐渐变白，这是老化进一步的表现。

7. 七七，任脉虚，太冲脉衰少，天癸竭，地道不通，故形坏而无子也。

○ 七个七岁（49岁），任脉和太冲脉都变得虚弱，月经（天癸）也停止，生殖功能消失，身体逐渐衰老，女性进入更年期，失去了生育能力。

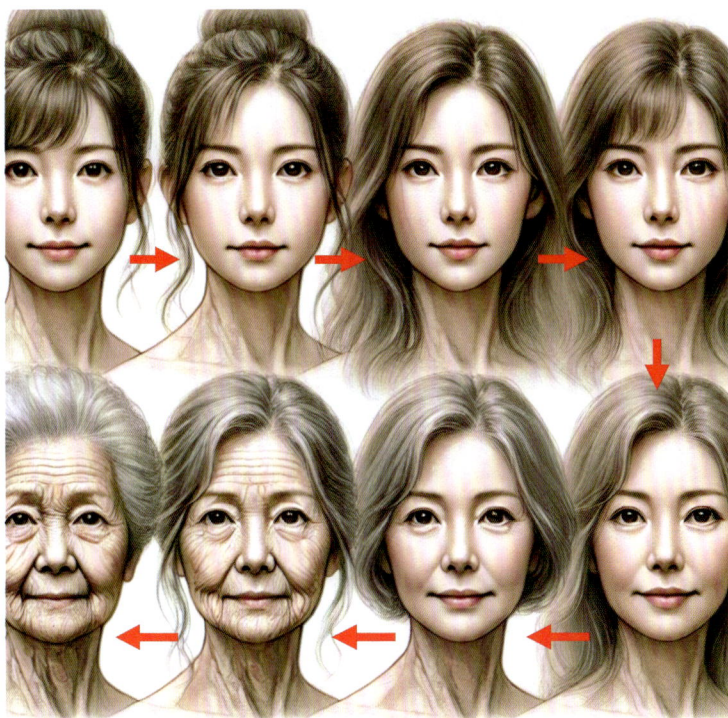

男性生理发展过程（以八岁为单位）

1. 丈夫八岁，肾气实，发长齿更。

○ 八岁时，男孩的肾气开始增强，头发变长、开始换牙，这标志着身体开始进入成长发育期。

2. 二八，肾气盛，天癸至，精气溢泻，阴阳和，故能有子。

○ 两个八岁（16岁），肾气达到旺盛，天癸（指男性的精气）出现，这标志着男性性成熟，具备了生育能力。

3. 三八，肾气平均，筋骨劲强，故真牙生而长极。

○ 三个八岁（24 岁），肾气平衡，筋骨变得强壮，身体和智力发育达到顶峰，牙齿和骨骼也已经完全成熟。

4. 四八，筋骨隆盛，肌肉满壮。

○ 四个八岁（32 岁），筋骨处于最强状态，肌肉饱满，身体健壮，是男性壮年期，精力充沛、体力强劲。

5. 五八，肾气衰，发堕齿槁。

○ 五个八岁（40 岁），肾气开始衰退，头发开始掉落，牙齿也逐渐变得干燥、脆弱，这是衰老的早期信号。

6. 六八，阳气衰竭于上，面焦，发鬓颁（斑）白。

○ 六个八岁（48 岁），阳气衰竭，脸色变得晦暗，鬓发逐渐变白，显示出衰老的进一步加深。

7. 七八，肝气衰，筋不能动，天癸竭，精少，肾脏衰，形体皆极。

○ 七个八岁（56 岁），肝气衰退，筋力减弱，男性的精气减少，肾脏功能也衰退，身体渐渐无法承受体力活动。

8. 八八，则齿发去。

○ 八个八岁（64 岁），牙齿脱落、头发掉光，标志着人体衰老到达极限，身体进入全面老化阶段。

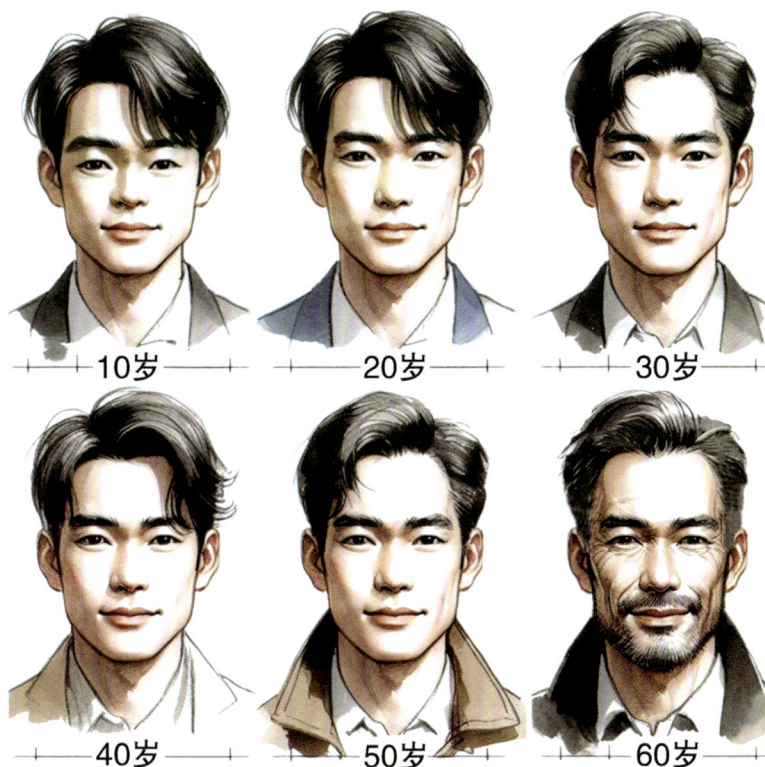

核心理论与总结

《内经》这一说明展示了中医对于人体生长发育和衰老规律的深入观察，特别强调了"肾气"在整个生命过程中的关键作用。肾气作为人体的"根本之气"，决定了身体的生长、发育以及衰老的速度。经文以"七岁"和"八岁"为单位，分别描述了女性和男性在不同年龄阶段的生理变化，并强调肾气的盛衰与身体状况之间的密切关联。

- **女性**：每七年为一个生理周期，肾气的盛衰决定了从青春期到更年期的生理变化过程。随着肾气的增长和衰退，女性的生殖能力、筋骨强度、发肤健康等都经历着变化，最终在更年期后，肾气衰竭，生育功能消失，身体开始全面衰老。

- **男性**：每八年为一个生理周期，肾气的增长与衰退同样影响男性的成长、发育和衰老过程。与女性类似，男性在年轻时期肾气旺盛，随着年龄增长，肾气逐渐衰退，性功能减退，身体逐渐走向衰老。

这反映了中医对于人体自然规律的认识，强调肾气对生理健康的影响，并提供了理解人体如何随着年龄增长而发生变化的理论框架。